药学实践教学创新系列教材
（供药学类、中药学类及相关专业用）

总主编 李校堃 叶发

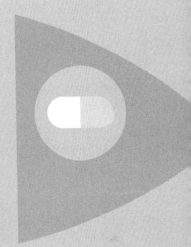

药学毕业
实习教程

Yaoxue Biye Shixi Jiaocheng

主　编　谢自新　林　丽
副主编　闵顺琴　叶瑶珍　金利泰
主　审　叶发青

编　委（按姓氏笔画排序）
　　　　马兰仙　叶瑶珍　杨贵元　闵顺琴
　　　　林　丽　金利泰　谢自新

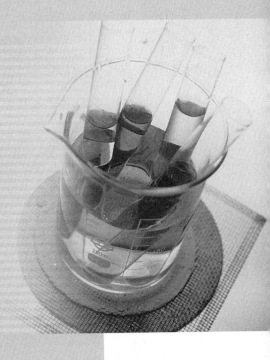

高等教育出版社·北京

内容简介

　　毕业实习是药学人才培养教学体系中重要的教学环节。本教程内容简明易懂,第一章"绪论"对毕业实习做了总体的论述,为学校管理者、实习单位、学生提供宏观指导。第二章"综合毕业实习"介绍了每种类型实习的时间、目的、要求及内容,为实习基地和实习单位安排学生实习提供了系统的参考。第三章"专题毕业实习"对专题实习各方面进行了论述,实习单位按要求对学生进行毕业实习指导。附录与数字课程根据以上具体内容,配套了相应的表格、模板、规章制度、图片和实例等参考资料。

　　本书可供高等学校药学类专业本科生使用,同时兼顾其他相近专业,旨在为药学类专业毕业生在毕业实习阶段的学习给予指导,也给相关指导老师提供参考。

图书在版编目(CIP)数据

　　药学毕业实习教程 / 谢自新,林丽主编 . -- 北京:高等教育出版社,2015.4
　　药学实践教学创新系列教材 / 李校堃,叶发青主编
　　ISBN 978-7-04-041777-7

　　Ⅰ.①药… Ⅱ.①谢… ②林… Ⅲ.①药物学—实习—高等学校—教材 Ⅳ.① R9-45

　　中国版本图书馆 CIP 数据核字(2015)第 036085 号

策划编辑　吴雪梅　赵晓媛　　责任编辑　赵晓媛　李融　　封面设计　赵阳
责任印制　张泽业

出版发行	高等教育出版社	咨询电话	400-810-0598
社　　址	北京市西城区德外大街4号	网　　址	http://www.hep.edu.cn
邮政编码	100120		http://www.hep.com.cn
印　　刷	三河市潮河印业有限公司	网上订购	http://www.landraco.com
开　　本	787mm×1092mm　1/16		http://www.landraco.com.cn
印　　张	13.75	版　　次	2015年4月第1版
字　　数	350千字	印　　次	2015年4月第1次印刷
购书热线	010-58581118	定　　价	28.00元

药学实践教学创新系列教材

总编委会

总 主 编 李校堃　叶发青

总 编 委 （按姓氏笔画排序）

仇佩虹　王晓杰　叶发青　叶晓霞

李校堃　林 丹　林 丽　金利泰

赵应征　胡爱萍　高红昌　梁 广

谢自新　董建勇　蔡 琳　潘建春

数字课程（基础版）

药学毕业实习教程

主编 谢自新 林 丽

药学毕业实习教程 主编 谢自新 林丽

用户名 _____ 密码 _____ 验证码 _____ 8 2 9 9 进入课程

注册

内容介绍　纸质教材　版权信息　联系方式

本数字课程与纸质教材一体化设计，其资源包括以下部分：

第一章对毕业实习做了总体的论述，为学校管理者、实习单位和学生提供宏观指导。第二章每个部分都由实习的时间、目的与要求和实习内容组成，为实习基地和实习单位提供具体而系统的步骤和内容。第三章对专题实习各方面进行了论述，实习单位按要求对学生进行毕业实习指导。数字课程根据以上具体内容，配套了相应的规章制度、图片、模板和实例文件等参考资料，以方便广大教师教学和学生自学。

相关教材

药剂学模块实验教程
主编 赵应征

药物分析模块实验教程
主编 林丽

药学实验室安全教程
主编 高红昌

中药学专业基础实验（上册）
主编 仇佩虹

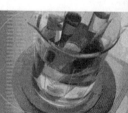

高等教育出版社

http://abook.hep.com.cn/41777

▶ 序言

《教育部等部门关于进一步加强高校实践育人工作的若干意见》（教思政〔2012〕1 号）中指出，实践教学是高校教学工作的重要组成部分，是深化课堂教学的重要环节，是学生获取、掌握知识的重要途径。各高校要全面落实本科专业类教学质量国家标准对实践教学的基本要求，加强实践教学管理，提高实验、实习、实践和毕业设计（论文）质量。此外还指出要把加强实践教学方法改革作为专业建设的重要内容，重点推行基于问题、基于项目、基于案例的教学方法和学习方法，加强综合性实践科目设计和应用。

药学是一门实践性很强的学科，药学人才应具备技术覆盖面广、实践能力强的特点。在传统的药学教育中，各门专业课程自成体系，每门课程的实验项目又被分解为许多孤立的操作单元，实验内容缺乏学科间的相互联系。每一个实验项目的针对性比较集中，训练面窄，涉及的知识点单一，很大程度上影响了实验技能训练的系统性，不符合科学技术认识和发展的内在规律。因此，建立科学完善的药学专业实践教学体系具有重要意义。

温州医科大学药学院经过多年实践建立了"学校－企业－医院"循环互动培养药学人才的教学模式，结合药学的定位和依托优势学科，充分利用校内外实习实训基地等资源，以培养学生的创新、创业精神和实践能力为目的，加强整合，注重实践，深化改革，建立了药学实践教学创新体系并编写了系列教材。该系列教材具有以下特点：

1. 提出了药学教育理念。"厚基础、宽口径、强实践、求创新"是药学高等教育的理念，是药学实践教学创新体系和系列教材的编写必须遵循的教育理念。

2. 创建并实践了药学本科专业"三三制"实践教学新体系。药学本科专业"三三制"实践教学新体系的内容是由实验教学、实训实习、科研实践三部分组成，每一部分包括三个阶段内容。实验教学包括基础性实验（四大模块实验）、药学多学科综合性实验和设计性实验；实训实习包括野外见习和企业见习、医院和企业实训、医院和企业实习；科研实践包括开放实验、科技训练和毕业论文三个阶段内容。

3. 构建药学实践教材体系。为了更好实施药学实践教学创新体系，编写一系列实验、实训、实习教材，包括《药物化学模块实验教程》《药物分析模块实验教程》《药理学模块实验教程》《药剂学模块实验教程》《药学综合性与设计性实验教程》《生物制药综合性与设计性实验教程》《中药学专业基础实验（上册）》《中药学专业基础实验（下册）》《药学毕业实习教程》《生物制药工程实训实习教程》《大型分析仪器使用教程》《药学实验室安全教程》共 12 本教材，包含了基础实验、专业实验、综合性实验、设计性实验、仪器操作及安全和实训实习等内容，该实践教学教材具有系统性和创新性。

4. 坚持五项编写原则。该系列教材的编写原则主要包括以下五个方面。

（1）"课程整合法"原则。根据药学专业特点，采用"课程整合法"构建与理论教学有机联系又相对独立的四大模块实验课程。按照学科把相近课程有机地组合起来，避免实验操作和项目的重复。其教学目标是培养学生掌握实验基本理论、基本知识、基本方法、基本技能，以及受到科学素质的基本训练。其教材分别是《药物化学模块实验教程》（专业基础课无机化学实验、有机化学实验和专业课药物化学实验课程整合而成）、《药物分析模块实验教程》（专业基础课分析化学实验、仪器分析实验和专业课药物分析实验、制剂分析实验课程整合而成）、《药剂学模块实验教程》（专业基础课物理化学实验、专业课药剂学和药物动力学实验课程整合而成）和《药理学模块实验教程》（专业课药理学实验、临床药理学实验、毒理学实验课程整合而成）。

（2）课程之间密切联系的原则。以药物研究为主线，在四个模块完成的基础上开设，是将现代的仪器分析方法和教师新的研究技术引入实验教学中。让学生从实验方法学的角度，理解新药研究全过程，即药物设计—药物合成—结构鉴定—制剂确定—质量控制—药效及安全性评价的一体化实验教学内容。实验教材是《药学综合性与设计性实验教程》。其教学目标是让学生综合应用多门实验课的方法与技能，掌握药学专业各学科的联系，建立药物研究的整体概念，培养学生发现问题、解决问题的能力。

（3）"教学与科研互动"的原则。促使"科研成果教学化，教学内容研究化"，将教师的科研成果、学科的新技术和新方法、现代实验技术与手段引入到实验教学中。开展自主研究性实验，学生在教师指导下自由选题，查阅文献、设计实验方案、实施操作过程、观察记录数据，分析归纳实验结果，撰写报告。其教学目标是使学生受到科学研究的初步训练，了解科研论文写作过程。

（4）系统性原则。按照人才培养目标和实验理论、技术自身的系统性、科学性，统筹设计了基础性实验，以此进行基本技能强化训练；再通过多学科知识完成综合性实验，为毕业实习和应用型人才就业打下良好的基础；再进一步开展设计性实验，给定题目，学生自己动手查阅文献，自行设计，独立操作，最后总结。系列实验教材内容由浅入深、循序渐进、相互联系。

（5）坚持"强实践，求创新"的原则。从学生的学习、就业特点以及综合素质培养出发，构建见习、实训和实习三大平台多样性、立体化的教学体系，以加强学生的实践能力；依托优势学科，通过开放性实验、大学生创新科技训练和毕业论文三阶段循序展开，创建学生科研实践与教学体系。

此外，为了适应时代的需求，也便于学生课外自主学习，本系列教材每本均配有数字课程，数字化资源包括相关图片、视频、教学 PPT、自测题等，有助于提升教学效果，培养学生自主学习的能力。

药学实践教学创新系列教材是由总编委会进行了大量调研的基础上设计完成的。在教材编写过程中，由于时间仓促，涉及交叉学科多，药学实践教学还有一些问题值得探讨和研究，需要在实践中不断总结和发展，因此，错误和不当之处难以避免，恳请专家、同仁和读者提出宝贵意见，以便今后修改、补充和完善。

李校堃　叶发青
2014 年 2 月于温州医科大学

▶ 前言

本教程是"药学实践教学创新系列教材"之一,是药学本科专业"三三"制实践教学新体系的重要组成部分。本教程的编写遵循"厚基础、宽口径、强实践、求创新"的药学高等教育理念,其目的在于培养具有创新创业精神和实践能力的高素质药学人才。

药学类专业毕业实习是高等医药学教育人才培养过程中的重要阶段,是把医药学生培养成合格医药学工作者不可缺少的环节。同时,毕业实习是专业教学过程的重要组成部分,学生通过毕业实习,巩固和加深所学的医学和药学理论知识,提高专业技能;培养分析问题、解决问题的能力及初步的科研能力;养成良好的职业道德和严谨求实的工作作风;并加深对本专业的性质及业务范围的认识和了解,初步掌握科学研究的方法,使学生在德、智、体各方面均达到本专业教学计划所规定的培养目标和培养要求,真正成为适应社会建设需要的高级医药专业人才。

在毕业实习期间,不但要求学生加强专业技能的学习,提高实际操作能力,掌握本专业的知识特点,而且要求学生积极参加政治学习,关心和了解国际、国内形势及党的路线、方针和政策,掌握本专业国际、国内发展动态和方向,自觉遵守医药行业各项规章制度,尊敬师长,团结同学,热爱劳动,爱护公物,在业余时间积极参加体育锻炼和各种有益的文体活动。树立远大理想,为实现医药事业的"中国梦"付出努力。

对于药学类专业,毕业实习教学在整个人才培养教学体系中有着不可替代的重要地位,是培养创新人才的关键环节。但全国各高校关于药学类专业毕业实习的教材不多,没有一个整体的毕业教学的教材体系,毕业实习教学内容安排简单,体系不够完善,毕业实习单位安排毕业实习因没有一本正式出版的教材,往往草草了事,不能达到毕业实习教学的要求,起不到毕业实习对学生各种能力培养、培训的目的。基于以上原因,本教程编写组经考察各所医药院校,征求不同实习基地意见,查阅大量资料,编写本册教程,目的是为药学类专业毕业学生在毕业实习阶段的学习予以指导,为带教老师能更好地指导学生提供参考。

本教程分为三章,包括绪论、综合毕业实习(包括医院药学部门实习、医药生产企业实习、医药商业企业实习、药检所实习、医药行政部门实习和医药科研院所、学校实习）和专题毕业实习，书后还附有毕业实习手册、考核表和本科毕业论文（设计）模板。"综合毕业实习"介绍了每个部门的实习时间、实习目的和要求、实习内容，各实习基地和实习单位可根据本单位的实际情况，在不同的岗位上按实习时间、目的和要求安排实习内容；实习生可根据自己的情况，按照实习岗位上时间、目的和要求选择自己的学习内容。对于"专题毕业实习"部分，有条件的单位按要求对学生进行毕业实习指导，没有条件的单位可以联合其他单位、学校完成。毕业生必须完成综合毕业实习和专题毕业实习阶段，才能参加毕业论文答辩，通过答辩后才能毕业。本书编者包括温州医科大学的叶瑶珍、闵顺琴、林丽、金利泰和谢自新，甘肃省兰州市食品药品监督管理局的马兰仙，以及甘肃同济药业有限公司的杨贵元。

本教程编写时间仓促，难免有不足和疏漏，敬请指正，以便更新完善。

谢自新

2014 年 9 月

目　录

第一章

绪　论

毕业实习是药学类专业教学的重要组成部分,是实现专业培养目标的关键阶段。毕业实习对一个毕业生来说是人生中非常重要的经历,是离开学校前接触社会的第一个平台、第一扇窗口。学生通过毕业实习,不但能将所学到的各门基础课及专业课的知识全面地、综合地运用到实际操作中,而且增大了与社会大课堂的接触机会,进一步理解了在学校课堂中所学到的专业知识,理解了本专业的内涵和以后职业发展的方向,增长了见识,开拓了视野。同时,也提高了学生发现问题、分析问题和解决问题的能力,提高了沟通能力和人际关系处理能力,缩短了就业后的职业适应期。

药学类专业是一类有成熟理论支持的综合性和实践性很强的学科专业。要培养技术覆盖面广、实践能力强的药学类专业人才,毕业实习教学具有战略性的地位,它既是理论联系实际的重要环节,又是训练学生岗位基本技能、全面提高其职业素质的重要途径,也是学生将来适应社会需求和进行技术创新的基础。毕业实习对药学类专业人才综合素质的培养发挥着极其重要的作用。

第一节

毕业实习教学在专业教学体系中的地位和作用

药学类专业教学教育体系基本是由理论教学、实验教学、见习和毕业实习教学等部分构成的。

从传统的药学类专业教育的整体实施过程来看,我国大多数医药院校的药学类专业教学体系包括理论教学和实践教学两部分。实践教学又由实验教学、实习教学两部分组成。从总体教学时间分配来看,实习教学在整个教学体系中占 $1/16 \sim 1/12$ 的时间,实习教学只是理论教学的附属阶段,是在专业理论教学基础下的依附型教学,是由理论进入实践的过渡教学。这种教学体系的特点是注重专业理论知识的灌输,轻视实践能力的培养;学生通过专业教育,积累了扎实的理论知识,只能对理论知识进行验证和论证,而缺乏对独立思考、开创性思维和实践操作能力的锻炼。药学类专业作为实践性、应用性较强的学科,长期以来受重理论、轻实践,重知识、轻能力的教学模式和体制的影响,毕业实习教学总是置于专业教学的从属地位。从而使学生能力素质的培养受到阻碍。

随着现代教学技术的进步,人们教学观念不断更新,教学模式也随之发生了较大的改革。药学类专业教学体系也发生了变化,新的教学体系在各个高校广泛运行。毕业实习教学逐渐从理论教学中脱离出来,正在形成独立的教学课程,建成独立的教学模式和体系。毕业实习教学在整个专业教学体系中占有极其重要的地位,发挥着关键性作用。在药学类专业教学体系中,理论教学和实验教学是专业教学的基础,实验教学是对理论教学的验证、理解和创新,见习是对基本理论基础实验的见证,而毕业实习教学更是对专业基本理论、基本操作的综合、统一、应用和创新。毕业实习教学过程不但使课堂所学的理论知识得以巩固和加强,对实验教学内容得到拓展和实践,使见习内容更加丰富和深入,而且增大了学生与社会大课堂的接触机会,理解了本专业的深刻内涵和以后职业的方向,提高了学生的综合素质,增强了学生综合竞争能力。毕业实习教学已经成为药学类专业教学的重要组成部分,是落实专业培养计划、实现专业培养目标的关键阶段。

把素质教育定位在创新精神和实践能力上,其实质就是以学生为本,培养学生适应社会需要、务实的能力。因此,以学生为主线,以学生实践能力的培养和训练为内容,紧密结合当前药学类专业教育的特点,积极探索新的毕业实习教学模式,理论实践并举,有利于为社会输送一大批业务专、能力强、素质硬的复合型人才。

第二节
毕业实习的组成

毕业实习一般由综合毕业实习和专题毕业实习两部分组成。

药学类专业是一类实践性很强的学科,通过四五年的培养,要求学生不仅要掌握专业理论知识,而且要求学生要有很强的实践能力和较强的科学研究能力。毕业实习就是一次完整地将理论和实践相结合的综合实习过程和严谨科研能力的培训过程。

现阶段,我国大部分高等院校,毕业实习教学任务是以综合实习和专业实习同时进行的实习方式完成的,有条件的学校实行实习单位轮转的综合毕业实习形式。

综合毕业实习以了解实习单位不同岗位的规章制度;熟悉实习单位实习岗位的工作流程、操作技能;结合书本掌握实习岗位相关专业知识为主,锻炼学生实际操作能力和应用专业知识解决工作实际问题的能力。综合毕业实习的主体是实习单位。包括:医疗机构的药学部门(如医院药剂科或药学部),医药生产企业;医药科研院所,医药商业企业(包括医药批发企业、医药零售企业),医药行政管理单位(如食品药品监督管理局),医药检查监督单位(如食品药品检验所、流行病控制中心),学校或本校附属机构。

专题毕业实习以培养学生科研能力、药历研究书写和创新精神为主要目标,通过专题实习,学生完成一次完整的科学研究和临床药学培训过程,培养学生综合应用专业知识、独立分析和解决问题的能力,掌握了专题项目的整个实施过程和科学研究的基本方法。通过毕业论文和药历的写作分析过程,使学生掌握科学论文、药历包括的内容和写作方法。树立正确的科研思想意识和创新精神,培养严肃认真的科学态度和严谨求实的工作作风,为以后从事相关工作打下坚实基础。专题毕业实习一般在医药科研院所、大型医药工业企业、药检所、大型综合医院及本校的各教学科研单位中实施。

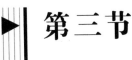

第三节
药学类专业的培养目标和培养要求

一、培养目标

培养目标是较系统地掌握药学及药学类相关专业基本理论与技术,具备药学相关的基本知识和基本技能,能在药学相关领域从事药学相关工作的通用型药学类高级专门人才。

培养德、智、体全面发展,系统掌握药学及药学类学科的基本理论、基本知识和基本技能,具有良好的科学素养,具备自主获取知识和应用知识的能力,能够在医药科研院所、药品生产和流通企业、医疗卫生机构、医药院校、药品检验和药品监管等机构,在药物学、药剂学、药理学、药物化学、药物分析及与其相关的领域从事药物剂型与制剂的设计和制备、药物及其制剂的分析检验和临床合理用药、药物设计合成与生产的研究、教学、科技开发及相关管理等方面工作的高级应用型药学类专门人才。

二、培养要求

(一)基本要求

1. 热爱祖国,掌握马列主义、毛泽东思想、邓小平理论和"三个代表"重要思想的基本原理,具有良好的思想品德、社会公德和职业道德。

2. 具有较强的自学能力,一定的分析解决实际问题的能力和组织管理能力,一定的创新意识与创新能力。

3. 具有较扎实的自然科学基础、较好的人文社会科学基础和外语应用能力。

4. 掌握科学锻炼身体的基本技能、受到必要的军事训练,达到国家规定的大学生体育和军事训练合格标准。

5. 具有一定的质量技术监督管理知识,较强的质量意识和从事质量技术监督管理工作的能力。

(二)专业要求

1. 药学专业

(1)掌握化学、生命科学、基础医学等药学专业必备的相关基础学科基本知识和实验技能。

(2)掌握药物化学、药理学、药剂学、药物分析学、生药学和天然药物化学等药学各主要分支学科的基本理论、基本知识和基本技能,了解临床用药的基本知识。

(3)受到科学研究方法的初步训练,具有药物研究与开发、药物设计与生产、药物质量控制、药理筛选与药物临床应用的初步能力。

(4)具有运用信息技术、文献检索方法和相关数理基础知识与技能分析处理本专业有关问题的能力。

(5)能够比较熟练地阅读和翻译本专业英文文献和有关资料。

（6）了解药事管理的法规与政策，初步具有经济、管理和其他社会科学知识。

（7）具有较强的自学能力并为接受专业继续教育奠定必要的专业基础。

（8）了解本专业领域科学新进展及相关学科新知识。

2. 中药学专业

（1）掌握中医药基本理论，熟悉临床用药的基本知识。

（2）掌握中药化学成分的提取、分离和检测的基本原理和技能，掌握中药质量鉴定分析的基本理论与技能。

（3）掌握中药药理学与毒理学的基本理论与实验技能。

（4）具有中药炮制加工、制剂制备和制剂分析的基本理论与技能。

（5）熟悉药事管理的法规、政策与营销的基本知识。

（6）了解中药学科的学术发展动态。

（7）掌握文献检索、资料查询的基本方法，具有一定的科学研究和实际工作能力。

3. 临床药学专业

（1）掌握临床药学专业理论知识和医药学相关专业基础知识，掌握药物的基本作用及药物作用的机制，药物在体内的代谢过程与影响代谢的因素。

（2）掌握药物动力学基本原理与药物治疗方案设计，能对临床用药作出准确判断与解释，具备新药临床评价和参与临床合理用药的能力。

（3）掌握药物治疗的原则，特殊人群（老年、婴幼儿、妊娠期与哺乳期妇女）以及肝、肾功能不全者的安全用药，药物安全、有效、经济的使用原则与影响药物合理使用的因素，了解干预临床不合理用药的行政与技术措施。

（4）掌握临床医学和相关专业基础知识，如内科学、外科学总论、儿科学、妇产科学以及临床诊断学、药物治疗学、临床检验学等有关基础知识。了解常见疾病的诊断与治疗。

（5）熟悉药事管理法规、政策和营销的基本知识。了解医院药事管理学和医院药学的基本理论与国内外发展趋势。

（6）了解突发公共卫生事件应急机制与医院药事管理应急预案的实施原则与措施。

（7）了解现代药学的发展动态，具有及时获取信息及应用信息的能力，具有创新意识和实际工作能力。

4. 制药工程（生物制药方向）专业

（1）掌握生物制药、化学制药和药物制剂技术与工程的基本理论、基本知识。

（2）掌握药物生产装置、工艺流程与设备设计方法。

（3）具有对药品新资源、新产品、新工艺进行研究、开发和设计的初步能力。

（4）熟悉国家有关化工与制药生产、设计、研究与开发、环境保护等方面的方针、政策和法规。

（5）了解制药工程与制剂方面的理论前沿，了解新工艺、新技术与新设备的发展动态。

（6）具有创新意识和独立获取新知识的能力。

（7）能应用英语和计算机信息技术检索中外文文献，获取相关信息，具有一定人文知识。

5. 药物制剂专业

（1）具有坚实的现代药学的基础理论、基本知识、基本技能；掌握物理化学、药物化学、药用高分子材料学、工业药剂学、制剂设备与车间工艺设计等方面的基本理论、基本知识。

（2）掌握制剂的研究、剂型设计与改进以及药物制剂生产的工艺设计等技术。

（3）具有药物制剂的研究与开发、剂型的设计与改进和药物制剂生产工艺设计的初步能力。具有独立获取知识的能力和较强的实际工作能力。

（4）熟悉药事管理的法规、政策。了解现代药物制剂的发展动态。能熟练使用计算机。

（5）具有较广泛的人文社会科学和自然科学知识，具备大学生应有的文化修养。

（6）掌握一门外语，能阅读本专业外文书刊；掌握文献检索、资料查询的基本方法，具有初步的科学研究和实际工作能力。具有分析问题和解决问题的能力，有开展科学研究工作的素质。

第四节

毕业实习基地的建立和管理

毕业实习是高等医药教育的重要教学环节,是使学生理论联系实际,提高实际动手能力的关键教学过程。实习基地是实践教学的基本保障。实习基地建设和管理,是学科建设和培养优秀专业人才的基础,对进一步提高教学质量,实现培养目标具有重要意义。

一、实习基地建设的重要性

(一)有利于学科的建设和发展

1. 为学科建设定位和发展方向提供决策依据

药学类专业是一个专业性很强的学科,课程建设、专业建设发展比较完备,培养专业性、应用性药学专门人才,要求学生要有较强是动手能力和实践能力。要完成从学生到药学专业人才过渡,必须经过规范科学实习和实践的锻炼。实习基地的建设,有利于了解区域医药经济的特点和医药行业发展的趋势,有利于使理论与实践完整地结合,实现实习、实践环节的规范化与科学化管理;通过实习基地的信息反馈,有利于学校在市场导向下及时调整教学计划和教学内容,推动学科的发展,更能培养满足社会需要的人才。

2. 实习基地的建立是校内实训的有益补充

实习基地具有开放式、宽口径的特点,是理论教学和社会实践的有机结合。药学类学科是一门极其注重实践的学科,校内实验教学受场地、经费的限制很难像各实习基地一样建设,实习基地可以作为校内实验教学的有益补充和延伸。

3. 提高学校和学科的知名度

社会、企业对学生的认可程度是与该学科的师资科研水平、毕业生综合素质直接相关的。企业的招聘会受到学校和专业知名度的影响。通过实习基地的合作,一方面能够培养高素质的毕业生,为社会输送高素质人才;另一方面有利于宣传自己专业的特色与品牌,提高知名度。这对于学科专业的近期与长远发展都是至关重要的。

4. 有利于"双师型"教师队伍的建设

建设一支具备"双师"素质的师资队伍,是专业建设的关键。通过实习基地的建设,校内教师在和实习基地兼职教师共同指导学生实习的过程中可以提高自身的实践教学和科研能力;实习基地指导教师在实习带教过程中可以提高自身的理论水平和科研能力。

(二)有利于学生综合能力的提高

首先,学生在实习基地参与真实的工作过程,在接受专业技能教育的同时也能接受到职业道德、职业素养方面的教育,为今后的就业打下良好的基础。其次,在一线有丰富理论和实践经验的老师指导下,学生可以充分深刻了解实习单位的工作流程、工艺和设备等方面的知识,有利于学生将理论知识和实践有机地结合起来,提高学生解决问题的能力,为今后进一步的工作和学习奠定基础。再次,学生在实习过程中能够发现自己的职业兴趣和专长,及时调整自己的就业目标和方向,形成正确的求职态度,步入自己感兴趣的执业道路。第四,学生通过实习可以了解用人单位对所需人才的基本要求,找出自身的不足,弥补自己的缺陷,为今后成功就业做好准备。

(三) 有利于实习单位的发展

1. 实习单位可以较早吸收和储备人才

用人单位都希望能以较低的成本和较高的效率招聘到符合企业需要的人才,通过考查学生的实习情况,实习单位能比较全面深刻的了解学生的综合素质,减少企业的用人风险;减少适用和考查环节,减轻招聘和培训员工的负担,降低人力资源成本。

2. 有利于企业充分利用学校资源

通过实习单位与高校的横向合作,依托高校的师资和科研,建立横向研究项目,为实习单位解决生产、经营和管理中的实际问题,为企业的发展提供有价值的建议和指导,从而提高企业的生产经营管理水平,进而提高企业的竞争力。

3. 有利于实习单位扩大行业影响力

通过接收学生实习,实习单位在医药行业的准人才中进行宣传,提升企业在行业的知名度,扩大行业影响力。

二、毕业实习基地的条件

毕业实习基地应该满足的条件:较大的规模,规范的管理,拥有较高水平的带教队伍和先进的技术设备,合作相对稳定。

建立毕业实习基地应该遵从:

(一) 质量优先

毕业实习基地的建设要求以毕业实习计划和大纲的要求为依据,能满足毕业实习教学要求,要与培养目标紧密结合。以保证毕业生实习教学质量为根本,能完成毕业实习教学大纲规定的各项内容,使学生通过实习得到实际锻炼,切实提高实习学生的实践能力与综合能力。

(二) 互惠互利

通过将学校的科研成果优先向实习基地转化,优先为实习基地培养培训人才和实习基地优先接纳安排协议单位学生的毕业实习的形式实现合作双方的互惠互利,共同发展。

(三) 合理布局

有选择地重点建设若干高质量的覆盖各专业的不同地域的毕业实习基地。

结合各医药院校的实际情况,首先,附属医院及非附属医院药学部门可以作为毕业生的实习基地。医药院校的附属医院和一些非附属医院一般达到"二甲"或"三甲",这样的医院规模比较大,仪器设备比较先进,工作人员水平较高,具备较好的毕业实习条件,能够完成药学类专业毕业实习教学任务,能够培养合格的临床药学和医院药学专门人才。其次,国内知名的医药工商企业可作为毕业实习基地,这些企业一般为行业龙头,管理规范,现代化程度比较高,设备先进,生产流程合理,研发能力强,拥有高素质的管理、生产和研发人才,能将学生的理论知识很好地应用于实践,使学生贴身体验书本知识在生产中应用情况。能够完成药学类专业毕业实习教学任务,培养合格的医药生产和销售的专门人才。再次,当地医药管理部门、兄弟医药院校和医药科研院(所)均可作为药学类专业的毕业实习基地,学生不但对书本相关理论知识得以实践,而且还可学到医药管理方面的知识,也可以在药学科学研究方面得以深造和锻炼。

三、学校和实习基地各自义务

1. 学校在人才培训、委托培养、课程进修、信息交流、成果转化等方面可向基地优先提供服务。

2. 实习基地根据商定的实习计划,提供必要的实习场地和安排好实习指导人员。学校应根据学生的具体情况派出带队指导教师,协助基地方落实好学生的管理和食宿、交通等方面的工作。

3. 学生参加毕业实习前,专业负责人应进行动员和纪律教育,注意安全和遵守实习基地的各项纪律和规章制度,服从指挥和领导,维护学院的声誉和自我形象。要求穿着得体。若实习基地要求穿统一的服装和佩戴胸牌,则按有关要求严格执行,并认真做好实习记录和实习小结。

4. 学校根据实习教学大纲的要求,制定实习指导书和实习计划,提前送交实习基地,并委派有相关实践经验的教师担任实习指导教师。参加实习的指导教师和学生在实习期间须严格遵守实习教学基地的有关规章制度。

四、毕业实习基地的管理

毕业实习基地是学校教学单位的重要组成部分,实习基地管理的好坏直接关系着学生的教育质量。毕业实习基地管理要达到的目标是"专业化、规范化和现代化",要实现毕业实习基地管理的"三化",需要学校在人力、物力、财力和精力上予以重视。同时,学校也要对实习基地进行质量监控,促进实习基地健康发展。

1. 学校和相关教学单位要加强对基地的管理,充分发挥实习基地在教学和人才培养中的作用。

(1) 建立健全毕业实习单位的信息管理和沟通体系。学校与基地单位要经常性联系,及时将实习内容以及实习教学对基地的条件要求反馈给基地,争取基地的支持,不断改善实习条件。

(2) 学校每年至少组织一次毕业实习基地教育教学工作会议,以会议为平台,讨论毕业实习中存在的问题,交流带教经验,为优化实习基地结构和人才培养方案、加强教学基地建设、强化实习教学管理等方面提供新思路,新办法。

(3) 积极探索与基地各项合作,使学生毕业实习成学校与实习基地"产、学、研"一体化相结合的纽带,双方可以共同参与新产品的开发、国家重大项目的申报与研发;学校可以帮助实习基地解决生产和实践中的问题;实习基地可以参与学校专业教学计划修改、制定,毕业论文答辩评审;从而使毕业实习基地产生经济效益和社会效益,学校发展学科,培养出更优秀的学生。

(4) 建立"双师"机制,学校可以聘请实习基地的优秀教师为本专业"客座教师"。

2. 加强与基地的互惠合作,建立稳定、友好的合作关系。

(1) 学校在人才培训、委托培养、课程进修、咨询服务、信息交流等方面对实习基地共建单位优先给予考虑。

（2）在国家高校毕业生就业政策许可范围内，征求毕业生本人意见后，实习基地共建单位可优先选聘学校毕业生。

（3）争取实习基地单位对实习学生有关收费的优惠，减少实习开支。

（4）争取实习基地单位对实习师生的食宿、交通的便利安排和安全保障，使实习工作顺利进行。

3. 学校或相关教学单位与实习基地签订合作协议后，实习基地单位可以挂"×××（教育）实习基地"牌。实习基地牌子统一规格，由学校统一制作。

4. 建立健全实习基地质量监控机制，学校每年组织相关教师对实习基地进行毕业实习教学检查和建设检查，及时了解学生毕业实习的情况和实习基地执行教学计划的情况，以开展座谈会或讲座的形式加强双方教师和管理人员的交流，解决实习生、实习带教老师和实习单位的实际问题。根据实习基地建设情况，每年对各实习基地进行评比，扬长避短。

第五节

毕业实习的组织和实施

毕业实习的学生受学校和所在实习单位双重领导、教育和管理。

一、学校

在学校教务处、学院教学领导小组、教学院长直接领导下,由药学院具体负责组织与安排药学院毕业生的毕业实习工作;组织检查实习大纲的执行情况;按期进行实习巡回教学检查;及时总结与交流经验,及时解决实习中出现的意外事件。药学院相关教师应经常深入各实习单位,及时掌握学生的思想、学习动态,配合实习单位共同做好实习生的管理工作。

二、实习单位

实习单位接受学校的委托,全面负责学生的实习带教与管理,确保毕业实习教学任务的顺利完成。

实习单位在业务分管领导的直接领导下,由教学管理部门具体负责做好实习生的安置工作、实习生考勤、实习生的思想政治教育及生活管理等;定期检查实习计划与大纲的执行情况,及时解决和处理存在的问题;按时组织出科考试;定期组织小讲课、学术讲座等;对模范遵守规章制度、出色完成工作和学习任务的学生,应及时给予表扬;对违反纪律和规章制度的学生给予批评教育,对个别情节严重的学生,应提出处理意见,经学校研究决定给予必要的处分。实习单位的教学管理部门应指定一人主管实习生工作。

三、实习科室

实习科室是直接负责管理实习生实习的机构,由科主任全面负责教学工作,并指定一名高年资人员为总带教老师或教学秘书(教学干事),具体负责管理实习生的学习。各实习科室的主要任务是:

1. 向新来的实习生介绍本科情况,包括组织领导、规章制度、岗位职责等。
2. 根据实习大纲的要求,做好具体安排,并经常检查实习大纲的完成情况。
3. 及时掌握实习生的思想、学习动态,做好考勤工作。
4. 定期组织面向实习生的小讲课、个案讨论等教学活动。
5. 组织学生参加各种专题讲座等学术活动。

实习结束时,根据考核规定,对学生的实习成绩和工作表现作出评价,并予评定实习成绩(参见附录"毕业实习手册"和"毕业实习考核表")。

四、实习生组织

实习生需在实习单位成立实习小组,小组成员少于 10 名者,设组长 1 名,小组成员为

10 名以上(含 10 名),则设正、副组长各 1 名。组长的职责为:全面负责全组工作,掌握同学的思想与学习动态。了解同学对实习的要求和意见,并及时向实习单位和药学院汇报;负责传达、布置学校和实习单位对学习的要求和任务;负责同学的生活管理,负责物资和财务工作,管理同学的补助费发放、实习费用及医疗费报销;做好小组考勤记录等。副组长协助组长工作。

第六节

毕业实习的质量监控

药学类专业毕业实习是培养学生综合运用所学的基础理论和专业知识,在实践中发现问题、分析和解决问题的能力的重要时期,是提高他们的实践能力和创新能力,培养复合型、应用型人才的重要教学环节,为他们在毕业以后能尽快成为合格的药学高级专门人才打下坚实的基础。所以,毕业实习的质量监控在学生整个实习过程中具有十分重要的现实意义和理论意义。要强化毕业实习的质量监控,不但需做好毕业生实习前期准备工作、毕业实习阶段教学检查和实习考核的管理。而且通过工作反馈总结与过程评价,监控管理实习的每一环节。

一、结合专业培养方案,制定系统的毕业实习大纲和可行的实习教材和讲义

毕业实习大纲是统一和规范毕业实习工作的基本纲领性文件,在大纲中应明确实习的要求和管理规定,规范实习目的、要求、内容、方法和效果。实习教材和讲义是实习过程的指导用书,毕业实习讲义可以依照教学大纲和实习计划,采取教师与毕业实习单位合编或者自编的方式编写,一册切合实际的、可行的毕业实习教材或讲义是提高实习效果的有力保证。

二、精心策划,制定毕业实习计划

毕业实习计划由学校根据本专业培养目标的要求制定。实习计划包括实习目的、要求、内容、时间安排和指导教师。对于自择实习单位的分散实习,根据实习单位的具体要求分别提出实习内容。毕业实习计划上报学校主管部门批准后实施。为了提高毕业生的毕业实习效果,避免只在一个单位实习而造成学生实践知识的片面性,在制订计划的时候,有条件的学校可以尝试把毕业实习分成实习单位对调实习的办法。即把毕业生分成两部分,一部分在医药(工商)企业、药检所等单位实习,另一部分在医院实习,等实习一段时间后相互对调。这样学生可以实践到更多的专业理论知识,可以弥补毕业实习的不足,提高实习效果。

三、注重监督,落实毕业实习检查

实习期间,学校实习主管部门组织协调制定教学检查计划,对各实习基地进行两次集中的教学检查,即实习中期教学检查和实习终期教学检查。学校实习主管部门应在检查前一周将检查计划通知各实习基地,由各学院组织人员具体实施。主要检查实习单位对毕业实习生的组织安排情况、落实教学计划情况、带教老师认真程度;了解学生执行实习单位各种规章制度情况、学生的生活思想动态和检查专题实习的进度等。教学检查结束后,有关学院、实习基地应将检查结果整理成书面资料报学校实习主管部门并存档,总结经验并及

时解决实习中存在的问题,提高实习效果。

（一） 实习中期教学检查

毕业实习中期教学检查一般安排在学生进入实习单位 12～16 周之间,中期检查的主要内容:

1. 走访相关科室,召开教师座谈会、学生座谈会,进行学生专业考核,了解学生实习期间的思想、学习、生活等情况。

2. 了解各教学基地的实习教学实施状况,传递教学信息,开展教学经验交流与学术交流。

3. 了解、安排实习生毕业论文的情况。

（二） 实习终期教学检查

毕业实习终期检查一般安排在学生毕业实习结束前 3 周,检查主要内容:

1. 检查毕业论文(设计)启动的情况。如:毕业论文(设计)文献综述有没有撰写好、有没有毕业论文(设计)开题报告;毕业论文(设计)任务书、毕业论文(设计)进度表、论文中期检查表的填写是否规范等。

2. 检查毕业实习论文(设计)的实施情况。

3. 了解毕业实习带教老师的带教情况,为评选优秀带教老师准备资料。

4. 了解实习单位实习带教的情况,监督实习单位的带教质量,为评选优秀带教单位准备材料。

四、注重管理,加强毕业实习考核

实习考核分成综合毕业实习考核(见第二章"综合毕业实习"考核部分)和专题毕业实习考核(见第三章"专题毕业实习"考核部分)。

总的毕业实习成绩是综合毕业实习成绩占 60% 和专题毕业实习成绩占 40%,记入成绩表。

第二章

综合毕业实习指导

第一节

概述

综合毕业实习是药学类各专业教学的重要环节，是毕业实习的重要组成部分，是学生获得专业知识的重要途径，同时也是专业学习的继续和深化。其目的是通过综合实习，能巩固所学的专业理论知识，有利于理论知识转化为实践知识，达到理论与实践的结合，提高学生应用知识的能力。

一、综合毕业实习的组织领导

实习单位的人事部门、科教部门或综合办公室负责毕业生毕业实习计划的实施，实习单位各个科室负责毕业实习生的带教工作。

实习单位的管理部门会同相关科室依据教学实习大纲、毕业实习计划和不同专业的特点制定具体的毕业实习实施计划，在实施时遇有特殊情况，可在确保实习质量的前提下，作适当调整，并及时与学校有关部门联系。

毕业实习期间，学生的政治、业务、党团组织生活以及生活管理等各项工作，均在实习单位的具体领导下统一安排。

二、综合实习方法与辅导

毕业实习采取综合实习和专题实习相结合的方式进行。

1. 由实习单位根据学校实习计划的要求，结合本单位实际情况，制定综合实习和专题实习的实施计划。

2. 在实习期间，由实习单位指定带教老师带教，负责学生的业务指导，带教老师要固定，对学生要严格要求，循循善诱。

3. 实习过程一般分为跟班操作、顶班操作和专题作业。

跟班操作：在带教老师的指导下，根据操作规程，熟悉操作原理、设备、实验过程和操作注意事项等有关技术问题，写出实习工作日志。

顶班操作：经过一段时间的跟班操作后独立完成单项操作，熟悉实验全过程，掌握实验关键问题，并能提出自己的看法。

专题作业：根据实习单位拟定的专题，在带教老师指导下，由学生查阅资料，提出科研设计、进行实际操作，分析实验数据，总结实验结果，写出综述，为完成毕业论文做好准备。

4. 辅导：由所在实习单位带教老师，根据实习计划要求、实习进度和本人的经验，安排有关专题讲座与交流。

5. 学校组织专业教师，定期了解实习情况，必要时协助带教老师对学生和专题实习进行有关业务辅导。

6. 学生在实习中每天应作实习工作日志，详细记录实习内容、操作方法、经验体会，并作为实习学生出科考核内容。

7. 学生在实习单位实习结束后,根据毕业实习的情况写出毕业实习报告。

三、综合毕业实习考核

(一) 出科实习小结

学生平时应认真填写《毕业实习手册》(见附录1)的相关栏目,在各科实习临近结束前,撰写科室实习小结,将撰写的实习小结交带教老师评阅,并将评分登记在《毕业实习考核表》(见附录2)中,再由科主任签署意见,并盖章。由科主任或教学秘书统一将考核表上交单位教学管理部门。实习成绩不与学生见面。一个实习点的实习全部结束后,由实习点教学管理部门对学生进行实习总评,并盖上单位公章,然后统一寄回学院实习主管部门,或由各实习点实习组长带回交学校。

(二) 学生的综合毕业实习成绩由各部门毕业实习出科成绩来评定

1. 出科成绩的评定

出科成绩包括平时考查、实习情况综合考核、出科考试三部分,由带教老师、科主任共同评定,要求严格掌握评分标准的统一性,避免分数差别的悬殊性。

(1) 平时考查

带教老师应随时了解实习生的工作、学习等情况,考查学生的基础理论、基本知识及基本操作技术的掌握情况。

(2) 实习情况综合考核

指导教师、科主任在学生出科时结合学生在该科室的表现,按实习综合考核表各栏给予评分。

(3) 出科考试

出科考试由学校和实习单位联合组织进行。出科考试分理论考试与操作技能考试两部分。理论考试定期由学校(学院)统一组卷,各实习点同时考试,出科操作技能考试由实习科室结合具体工作情况进行面试。

学生在该科实习无故缺课超过该科实习时间的1/3时,不得参加该科的出科考试,该科成绩按不及格论,并须补实习。

2. 综合毕业实习成绩的评定

学生综合毕业实习总成绩由实习单位教学管理部门评定,评定等次为:优、良、中、及格、不及格五等。评定时,尚需注意以下事项:

(1) 有二科或以上科室实习成绩不及格者,实习总成绩为不及格。

(2) 实习期间,病、事假累计超过实习总时间的1/3,实习总成绩按不及格论。

(3) 实习期间,病假连续超过三个月者,实习总成绩为不及格,并暂缓毕业,参加下届补实习。

(4) 实习期间,有严重的违纪行为或发生重大差错事故者,实习总成绩为不及格。必要时,学校视情节轻重和学生的认错态度,酌情予以纪律处分。

学生综合毕业实习不及格者,依照药学类专业培养计划应该进行补实习,如果学生补实习不及格,不能发给毕业证和学位证。

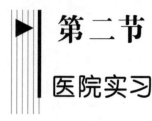

第二节

医院实习

　　医院是药学类专业实习的最重要机构之一,通过医院的实习,可使学生的理论知识和实际联系起来,了解医院药学部门的基本组织结构和工作内容,了解到医院药学部门各种规章制度(如调剂工作制度、制剂工作制度、毒药和限制性剧毒药管理制度及贵重药品管理制度等);熟悉医院药剂工作的各项管理制度,熟悉临床用常用药物的处方组成和主要成分,熟悉常用药物的配伍禁忌,掌握各种常用制剂的制备方法(如汤剂、合剂、丸片剂、冲剂、输液和针剂等)和质量检验方法。进一步巩固和掌握药物的临床应用、药物制剂、药品质量检验等基本知识和基本技能,初步具有药品调剂、临床药物监控、常规药物制剂、药品质量分析、药品采购储藏及医院药学部门管理的能力。

一、医院药学部的组织结构

　　医院药学部的组织结构见图 2 - 1。

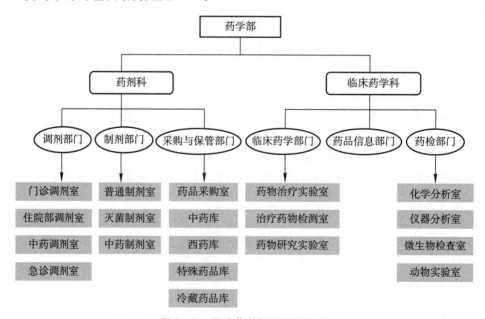

图 2 - 1　医院药学部组织结构图

二、综合毕业实习

(一) 医院实习的总体目的与要求

　　医院毕业实习是药学类各专业学校基础理论教学的延续,是药学类专业教育的最重要的环节之一。其基本目的是培养学生综合应用所学的基础理论、专业知识、基本技能应对和解决实际问题,是对书本知识的深化和实践,是对所学理论和技能的综合和系统。通过医院毕业实习是对学生思维能力、创新能力、实践能力和综合能力的一次全面的检验和提升。通过医院实习同学可以对医院工作有了整体的认识和理解,对自己所学的专业有了更清晰的认识。由于药学类专业研究对象的抽象性,学生对药学类专业的职业方向认识是一个由片面到全面,由肤浅到深入,从低级到高级的过程。因此,对于将要走上药学行业执业的药学生而言,医院毕业实习尤其重要。所以,学生通过实际操作训练,培养能力,发展智力,巩固和掌握专业的基本理论、基本知识和基本技能,提高独立工作和科研实践的能力;了解医院各部门的组织和任务,实现从书本到执业的过渡是毕业实习最基本的目的。

在明确实习目的基础上,要求毕业生在思想上坚持党的基本路线和方针政策,深入贯彻落实科学发展观,全面提高学生的思想道德素质,树立诚实守信、遵纪守法,热爱医药事业,全心全意为人民服务、为社会主义现代化建设事业服务的理想信念。同时,重视医院实习机会,积极进取、开拓创新,树立远大的职业理想和高尚的职业道德,争取做一名合格的医药行业的优秀执业人。

1. 认真学习医院实习管理制度,树立牢固的纪律观念。要有高度的组织性、纪律性,严格执行实习单位的工作纪律和请假制度。

2. 掌握临床上常用药物的剂型、剂量、使用方法和注意事项,掌握中药处方组成和主要成分;熟悉常用药物的配伍禁忌。

3. 掌握各种临床上常用制剂的制备方法(如软膏剂、糖浆剂、汤剂、合剂、丸片剂、冲剂、输液和针剂等)和质量检验方法。

4. 熟悉医院药学部门的各项规章制度和操作规程。

5. 熟悉新产品的研制、工艺设计、质量标准制定及其药效学、毒理学研究方法。

6. 了解医院各部门的组织结构和主要工作内容。

7. 了解医院药品、药材和医疗辅料采购和储藏的相关规章。掌握特殊和毒、麻、限、剧药品的管理规定。

8. 了解临床药物检测和药品信息的收集和分析。

(二) 实习时间

药学类专业学生毕业实习分成综合实习与专题实习两个阶段,原则上安排 20 周至 30 周时间,不同专业在同一部门实习时间安排可根据专业实习要求和实习单位的实际情况商定。在进行综合实习的同时可以进行专题实习(表 2-1)。

表 2-1　药学类专业医院各部门实习时间安排表

实习类型	实习部门	实习时间	完成阶段
综合实习	调剂部门	6 周	实习期
	制剂部门	6 周	实习期
	采购和仓储部门	3 周	实习期
	临床药学部门	3 周	实习期
	药品信息部门	2 周	实习期
	药品检验部门	3 周	实习期
专题实习	科学实验和毕业论文实施	6 周	实习期
	毕业论文答辩	1 周	返学校

根据临床药学类专业特点及教学计划要求,以医学实习为主线,结合药学类专业的特色和实习教学大纲。临床药学专业学生毕业实习分成临床轮转、药学实践与专题实习三个阶段,原则上安排40周至48周时间,不同医院在同一部门实习时间安排可根据专业实习要求和实习单位的实际情况而定。在进行临床轮转和药学实践实习的同时可以进行专题实习(表2-2)。

表2-2 临床药学类专业医院各部门实习时间安排表

实习类型	实习部门	实习时间	完成阶段
临床轮转	门诊	3周	实习期
	内科	12周	实习期
	外科	4周	实习期
	妇产科	4周	实习期
	小儿科	4周	实习期
药学实践	药品调剂部门	5周	实习期
	药品制剂部门	2周	实习期
	临床药学部门	5周	实习期
	药品信息部门	2周	实习期
专题实习	科学实验和药历书写	6周	实习期
	药历答辩	1周	返学校

(三) 实习部门与实习内容

1. 医院调剂部门

【实习目的】

通过调剂部门的实习,全面熟悉门诊调剂室、住院部调剂室、中药调剂室和急诊调剂室的工作程序、性质和工作范围,熟悉药品管理的法规制度,熟悉常用中西药的剂型、规格、剂量、作用性质、毒副作用和价格产地等信息;熟悉常用药物的配伍禁忌,熟悉临床用常用药物的处方组成、主要成分和处方审核检查知识、常用药物的拉丁名、处方常用拉丁词缩写;能辨识常用中药饮品;能掌握中草药药方调配方法及常见的配伍,熟悉中药药斗谱的排列原则,完成处方(药方)的收方、审方、调配、复核和发放过程,了解医院药品微机管理系统的操作,学会和患者沟通的方法,宣传合理安全用药知识等。

【实习要求】

(1)掌握药物调剂的基本知识和技能。

(2)掌握临床上常用药物的处方组成和主要成分。学会审方和分析处方。学会药历书写。

(3)掌握市场常用药物的商品名,掌握中药材、中药饮片常规鉴别方法。

(4)熟悉市场常用化学药品、中成药、生物制品等。

(5)熟悉常用药物的配伍禁忌。

(6)熟悉处方的管理、麻醉药品、精神药品、医疗用毒性药品等特殊药品的管理。

（7）熟悉常用药的分类、作用、副作用及注意事项。

（8）了解医院药房的业务内容及特点,调剂工作制度。学会处方审阅和分析;识别各种药物商品的形态和形状。

（9）了解医院药剂部门药品微机管理程序和操作。

（10）在调剂室了解医院中药房的业务内容及特点,调剂工作制度。了解我国历代度量衡制的演进概况与药剂工作中现行度量衡的规定;初步掌握饮片"斗谱"的排列原则与中药处方调配的联系。熟悉中药材500种,熟悉常用中药材的产地、商品规格、价格及市场流通情况。掌握常用中药的性味、功效、临床应用、用量和用法(要特别注意剧毒药),并了解所含主要化学成分的研究报道和药理作用。学习老中药人员对中药饮片的鉴别经验,掌握常用中药真伪优劣的鉴别方法,对性状上较难区别的药材,如天南星与白附子、杏仁与桃仁等,应着重加以注意。配合门诊发药,了解处方的含义和完整中药处方的项目和内容,掌握处方审定,即处方的药物组成特点和大致效用。掌握处方应付与角注及用量。注意有无剧毒药、贵重药、紧缺药及需要特殊处理的药物等。掌握麻黄汤、桑菊饮、败毒散、大承气汤、麻子仁丸、十枣丸、黄龙丸、四逆散、半夏泻心汤、白虎汤、清营汤、黄连解毒丸、导赤散、六一散、青蒿鳖甲汤、理中丸、四君子汤、四物汤、八珍汤、六味地黄丸、肾气丸、牡蛎散、四神丸、越鞠丸、苏子降气汤、保和丸、平胃散、五岭散、二陈汤、乌梅丸和玉真散等各类代表方的主要组成和功效、主治等。

【实习内容】

调剂部门的工作主要由各种制度来约束执行,就像高速公路的行车线,规范着药剂人员的各种行为和操作,毕业实习生在医院调剂部门首先应该了解该调剂部门的工作制度和任务。

各单位按照法规要求结合本单位实际情况制定相应的制度,但应包含核心制度(表2-3)。

表2-3 医院调剂部门核心制度表

序号	核心制度
1	工作制度、岗位责任制与操作规程
2	处方管理制度、处方制度与书写规则
3	错误处方的登记和纠正
4	缺药登记、退药制度
5	药品管理、领发、保管和效期管理
6	特殊药品管理制度
7	有效期药品管理制度
8	贵重药品管理制度
9	冰箱储存药品管理制度
10	输液站药品管理制度
11	抢救药品、基数药品管理制度

其中,调剂部门的工作制度中岗位责任制度、操作规程和处方审核制度最为重要。

医院调剂部门的收方划价、配药、核查、发药为一线工作岗位。而药品分装、补充药品、处方统计、登记、处方保管则为二线工作岗位。无论哪个岗位都应有明确职责范围,具体的内容、要求和标准。调剂部门工作人员岗位责任制的内容要求具体化、数据化,这样便于对岗位工作人员的考核审查。调剂部门工作人员除确保药品质量和发给患者药品准确无误外,还应明确调剂部门工作室工作环境的卫生责任,并应经常进行对患者热情服务的教育。

(1) 调剂部门工作人员调剂工作操作流程

收方问好→查处方,对科别、姓名、年龄以及有无医生签名→查药品,对药名、规格、数量→查配伍禁忌,对药品性状、用法、用量→查用药合理性,对临床诊断→查看效期→质量检查→药品种类数量正确→标明用法与用量→核对患者姓名→核对并告知药品种类数量→核对并告知用法用量→告知重要药品的主要不良反应→发药再见。

医疗行政部门在对医院规范化管理中,针对药品调剂流程有极其严格的考核评分标准(表2-4)。

表2-4　规范化药品调剂流程的考核标准

处方调剂	考核指标(分值)	规范要求及评分标准
接收处方(5分)	收方问好(5分)	① 使用礼貌用语(3分) ② 面有笑容、态度和蔼(2分)
审查处方(25分)	查处方(包括科别、姓名、年龄、医生签名等信息)(3分)	① 正确说出科别、姓名、年龄(1分) ② 指出遗漏的自然项目(2分)
	查药品(药名、数量、规格)(10分)	① 正确说出处方上的药品名称和规格(5分) ② 说出处方上各种药品的数量(5分)
	查配伍禁忌(药品性状、用法、用量等)(10分)	① 审查药物间的配伍禁忌(5分) ② 说出处方上各种药品的剂型、用法、用量(5分)
	查用药合理性(结合临床诊断)(2分)	① 正确说出诊断(1分) ② 判断药品与诊断是否一致(1分)
调配处方(20分)	查看效期(3分)	① 查看效期(1分) ② 正确说出药品效期(2分)
	质量检查(3分)	① 口服药品查包装完整(1分) ② 小针剂查有无破损、标识是否清楚、有无其他药品混入、批号及效期、水针剂的色泽及澄明度(2分)
	药品种类数量正确(4分)	调配的药品种类和数量正确(4分)
	标明用法与用量(10分)	① 贴标签、写明用法用量,或直接标注用法用量(3分) ② 标识位置恰当(2分) ③ 用法用量标示正确、字迹清晰(5分)

处方调剂	考核指标（分值）	规范要求及评分标准
复核发药（30分）	核对患者姓名(3分)	① 询问患者姓名(2分) ② 礼貌用语(1分)
	核对并告知药品种类数量(5分)	① 正确告诉患者药品名称(3分) ② 正确告诉患者每种药品的数量(2分)
	核对并告知用法用量(10分)	① 正确告诉患者药品用法、用量(7分) ② 告知药物用药重点、注意事项(3分)
	加分项目(10分)	① 告知患者特殊储存条件(4分) ② 告知重要药品的主要不良反应(6分)
	结束语(2分)	您的药齐了(您的好了)，请慢走(2分)

（2）处方

医院药师给患者发放治疗药品的依据是处方(中药处方俗称药方)，处方是由执业(中)医师在诊疗活动中为患者开具的作为发药凭证的医疗文件，是(中)医生辨证论治的书面记录和凭证，也是医药工作者治疗疾病分析药品治疗效果的资料和凭据，同时处方也是(中)医师或临床(中)药师表达药品治疗方案的文书。它在医生和患者之间、医生和药师之间起着重要的作用。处方是医疗机构依法经营、计价统计的依据，也是发生医疗纠纷时最重要的法律凭证之一。

处方只能经有关部门审核批准的在药学部门留签名字样备案后的有处方权的医师、临床药师开具，其他人开具的处方为无效处方，试用期或实习的医师或临床药师开具的处方须经有处方权的医师签名后才有效。

（3）处方的分类

根据纸和字的颜色不同处方有两种方法。一种是白纸蓝、红、黑字处方，白纸蓝字处方代表一般普通处方，白纸红字处方代表剧烈、限制、精神、麻醉、外用药处方，白纸黑字代表毒药处方，右上角加注"急"表示急诊处方，加注"儿"表示儿科处方，加注"重"表示危重患者处方，加注"放射"代表处方药品具有放射性。另一种为：印刷用纸为白色字黑为普通处方，印刷用纸为淡黄色字黑，右上角标注"急诊"为急诊处方，印刷用纸为淡绿色字黑，右上角标注"儿科"为儿科处方，印刷用纸为淡红色字黑，右上角标注"麻、精一"为麻醉药品和第一类精神药品处方。印刷用纸为白色字黑，右上角标注"精二"为第二类精神药品处方。

根据新的《处方管理办法（试行）》规定，处方由各医疗机构按规定的格式统一印制，其中必须包括机构名称、处方编号、患者资料、药品金额等10多个项目。颜色以第二类分类方法为标准。

处方根据药品的不同分成中药处方和西药处方，内服、外用、注射药处方。处方还分成法定处方，协定处方，单方、验方和秘方，医师处方，等等。随着微机进入医院管理系统，处方还可分成纸质处方和电子处方。

（4）处方的格式和内容

① 西药处方一般由前记、正文、后记三部分组成（图2-2）。

② 前记部分包括医疗、预防、保健机构名称、处方编号、费别、患者姓名、性别、年龄、门诊

或住院病历号、科别或病室和床位号、临床诊断开及具日期等,并可添列专科要求的项目。

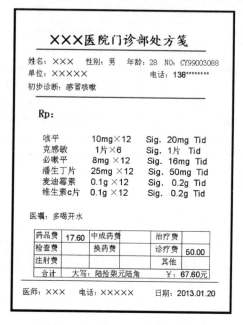

图2-2 医院门诊部处方样图

③ 正文部分以 Rp 或 R 标示,然后分列写药品名称、规格、数量,下一行写用法、用量。

④ 后记部分包括医师签名或加盖专用签章,药品金额以及审核、调配、核对、发药的药学类专业技术人员签名。

⑤ 电子处方(包括中药电子处方)(图2-3、图2-4与图2-5)

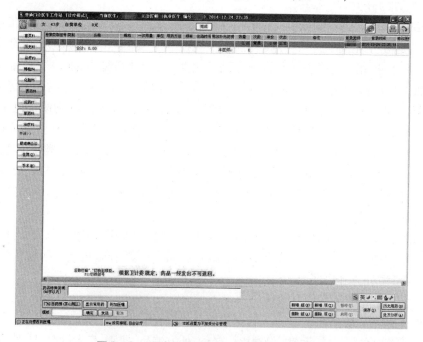

图2-3 医院网络系统门诊电子处方(西药)

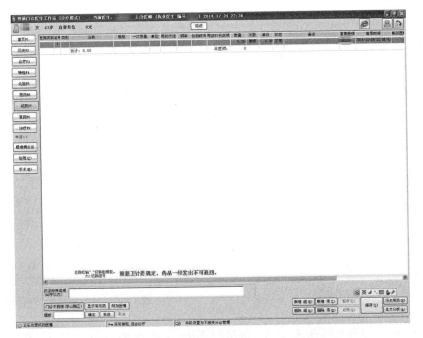

图2-4 医院网络系统门诊电子处方(成药)

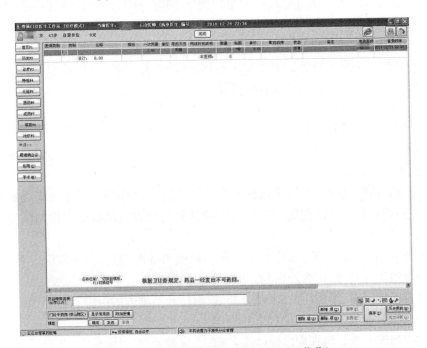

图2-5 医院网络系统门诊电子处方(草药)

⑥ 中药药方一般由处方前记、脉案、正文、处方后记四部分组成(图2-6、图2-7)。

前记部分包括医疗机构名称、门诊号或住院号、处方编号、年月日、科别或病室和床位号、患者姓名、性别、年龄和婚否等。

脉案部分包括病因、症状、脉象、舌苔、治法等。

×××中医院
门诊处方 （普）
费别：公费 自费√ No：1973810113
科室：肺科病 2011年8月25日

姓名	张××	性别	男/女 √	年龄	35周岁
		门诊病例号 12860107			
单位或家庭住址		北京市东城区**村**号			
临床诊断或证型		感冒 风热证			

RP
银翘片 18片×2袋
2片 3次/日 口服

医师	周××	药品金额及收讫章	2.8元				
审核	吴××	调配	何××	核对	孙××	发药	郑××

注：1. 本处方2日内有效
2. 取药时请您当面核对药品名称、规格、数量
3. 延长处方用量时间原因：慢性病、老年病、外地、其他

图2－6 医院中药成药处方样图

×××中医院
门诊处方 （普）
费别：公费√ 自费 No：1973822149
科室：脑科病 2011年10月20日

姓名	刘×	性别	√男/女	年龄	63周岁
		门诊病例号 12867143			
单位或家庭住址		北京市东城区**村**号			
临床诊断或证型		中风 气虚血瘀型			

RP：
黄芪20g 当归尾15g 赤芍10g 川芎10g 地龙10g
桃仁10g 红花10g
5剂 每日1剂，水煎400ml，分早晚两次空腹温服

医师：	张××	药品金额及收讫章	52.8元				
审核	吴××	调配	何××	核对	孙×	发药	郑××

注：1. 本处方2日内有效
2. 取药时请您当面核对药品名称、规格、数量
3. 延长处方用量时间原因：慢性病、老年病、外地、其他

图2－7 医院中药药方样图

正文部分，中成药包括药味、剂量、剂型及用法；饮片处方一般按“君、臣、佐、使”及药引子顺序，以单剂量书写（一日用量），计量单位用 g，同时注明总剂数，如有特殊炮制要求或用炮制品须注明炮制类别（如酒炙、醋炙等），特殊煎煮法也需注明（如先煎、后下、烊化等）。

后几部分包括中医师签名或加盖专用签章，药品价格以及审核、调配、核对、发药的药学类专业技术人员签名部分以及注意事项等。

（5）处方的书写规范

西药处方书写规范和注意事项：

① 由执业医师在诊疗活动中为患者开具的，由药学专业人员审核、调配、核对并作为发药凭证的医疗文件为处方。

② 经注册的执业医师，由科主任提出意见，经院医务科审核、同意后取得处方权并留签名字样在药剂科备案。试用期（实习）的医师开具的处方须经有处方权的医师签名后处方才有效。

③ 医师应根据医疗需要，诊疗规范及药品说明书的药理作用、适应证、用法、用量、禁忌证、注意事项等开具处方，合理用药。

④ 开具配发麻醉、精神药品，医用毒药，放射性药品处方的医师和药师，要严格遵守麻醉、精神药，毒药、放射性药的管理制度和规定。

⑤ 处方当天有效。延期应由医师签名确认，麻醉处方、急诊处方、儿科处方、普通处方有颜色区别。

⑥ 处方格式含前记：内容包括科别、患者姓名、性别、年龄、门诊住院号（或地址电话）、临床诊断和日期等；正文：内容包括药品名称、规格、数量、用法、用量等；后记：内容包括药品金额、医师签名、药师调配、核对发药签名等。

⑦ 处方中患者的姓名应与病历相一致。处方应字迹清楚，易于辨认。医师若须修改

处方,须在修改处签名并注明日期。处方用规范的中文或英文名称书写。书写药品名称、剂量规格、用法和用量应准确规范,不得使用"遵医嘱"、"自用"等。

⑧ 每张处方用量一般不超过 7 天,急诊处方不超过 3 天。特殊情况:慢性病、老年病,处方用量可延长,但医师须注明理由。每张处方的药品一般不超过 5 种,处方药品的用量以药品说明书的常用量使用,特殊需要超剂量时,医师应注明原因并签名。

⑨ 药学类专业技术人员(药师)应按操作规程调配处方。认真审核、准确调配处方药品,正确书写标签、用法、发药时间、对患者进行用药交代或指导。

⑩ 取得药学专业技术资格的人员方可从事处方的调配工作。药师在调配处方时应检查前记、正文、后记是否清晰、完整和合法。

⑪ 药师应对处方用药的适宜性进行审核。包括:处方用药与临床诊断是否相符、过敏试验,用法用量,给药途径,是否潜在药物作用和配伍禁忌。若发现处方存在安全性问题时(超剂量、药物滥用、用药失误),应告知医师,待修正签名后才能配发。

⑫ 药师在调配处方时要做到"四查十对",防止差错。对不规范处方和不能确定其合法性的处方不得调配。

⑬ 处方作为医疗文件,应保存备查。普通、急诊、儿科处方保存 1 年;毒药、精神药处方保存 2 年;麻醉处方保存 3 年。期满后办理手续,备案销毁。

⑭ 医师处方权,由科主任提出意见,经医务科审查,报业务院长批准,办理手续,并将字样留于药剂科。新毕业及进修医师(士)一般工作 3 个月以上,根据实际情况,亦可照此办理。

⑮ 药剂人员不得擅自修改处方,如处方有错误应通知医师更改后配发。凡不合规定处方,药剂人员有权拒绝调配及发药。

⑯ 有关毒、麻、限制药品处方,遵照毒、麻、限制药品管理制度及国家有关管理麻醉药品的规定执行。具有主治医师以上职称或从事临床工作 5～7 年以上的医师(士),经院长批准,可授予麻醉药处方权。

⑰ 处方项目必须填写齐全,用药正确,医师签全名配方,发药划价都要签名或盖章,对项目不全,字迹潦草,签名不清者,药剂人员有权拒绝发药。

⑱ 一般处方药品以 3 日用量为限,对某些慢性病或特殊情况可酌情增加。处方当日有效,过期须经医师更改日期,重新调配。

⑲ 医师不得为自己开处方。

⑳ 处方由药房严格把关,药剂人员按处方分类、分级权限对照签字图样卡片严格执行,不准超越权限范围使用,对无处方权的处方或不合格的处方应拒发药并予登记。

㉑ 药剂科每月对全院处方进行抽查并做出分析,对重大错方和大方及伪方应及时汇报,及时解决。

㉒ 处方一般用钢笔、毛笔书写,使用蓝黑墨水,字迹要清楚,不得涂改,如涂改须医师在涂改处签字,一般用中文或拉丁文书写。急诊处方须在左上角盖"急"字图章。

㉓ 药品及制剂名称、使用剂量,应以中国药典及卫生部、省厅颁发的药品标准为准。如因医疗需要必须超过剂量时,医师必须在剂量旁重加签字方可调配,对于国家未规定的药品名称,可用通用名。

㉔ 处方药品数量,一律用阿拉伯字码书写,用量以克(g)、毫克(mg)、毫升(mL)、国际单位(IU)计算;片、丸、胶囊剂,以片、丸、粒为单位;注射剂以支、瓶单位,并注明容量和(或)剂量;合剂要标明数量和单位;溶液必须注明含量浓度,以瓶为单位,标明数量。

㉕ 一般处方(普通、急诊、儿)保存1年,毒、第二类精神药品处方保存2年,麻醉、第一类精神药品处方保存3年,到期请示分管院长批准销毁。

西药处方的书写可参见配套数字课程中的"西药处方书写规范"。

中药处方的书写可参见配套数字课程中的"中药处方书写规范"。

(6) 处方审核

(中)药师在调剂处方前首先应当认真逐项检查医师所开处方的前记、正文和后记书写是否清晰、完整,并确认处方书写者是否有处方权,所书写的处方是否合法。在调剂处方时必须做到"四查十对",即查处方,对科别、姓名、年龄;查药品,对药名、剂型、规格、数量;查配伍禁忌,对药品性状、用法用量;查用药合理性,对临床诊断。

处方用药适宜性审核内容包括:

① 处方用药与临床诊断的相符性。

② 剂量、用法的正确性。

③ 选用剂型与给药途径的合理性。

④ 规定必须做皮试的药物,处方医师是否注明过敏试验及结果的判定。

⑤ 是否有重复给药现象。

⑥ 是否有潜在临床意义的药物相互作用和配伍禁忌。

⑦ 有无抗感染药滥用的情况。

⑧ 其他用药不适宜情况。

中药药方核查除做到"四查十对"外,特别注意中药的配伍和用药禁忌。

中药的配伍是中医用药的主要形式,包括单行、相须、相使、相畏、相恶和相反。以上除单行外,其余六个配伍变化四种组合:相须、相使的配伍关系,相畏、相杀的配伍关系,相恶的配伍关系,相反的配伍关系。这些配伍在实际临床中应用很广泛,在调配时应特别区分。

用药禁忌包括配伍禁忌、证候禁忌、妊娠禁忌、饮食禁忌四个方面,(中)药师在处方审核、调配时,应特别注意。熟知常用中药十八反、十九畏;常用药物配伍禁忌和中西药物配伍禁忌。

(中)药师经处方审核后,认为存在用药不适宜时,应当拒绝调剂配方,并联系告知处方医师,请其确认或者重新开具处方后方可调配。

(7) 药品调配和核对

经过审核,处方(药方)的格式和用药等符合患者实际信息和病情,(中)药师方可对处方进行调配。

① 药品(中药)调配时要认真审核处方,按药品顺序逐一调配。

② 对贵重药品、毒、麻药品等分别登记账卡。

③ 认真检查药品的批准文号,注意药品的有效期,中药材注意饮片的质量,有没有发霉变质、虫蛀等现象。以确保使用安全。

④ 调配齐全后,与处方逐一核对药品名称、剂型、规格、数量和用法等,准确、规范的书写标签。

⑤ 对特殊保存条件的药品应加贴标签,以示注意,如 2～10 ℃冷藏。

⑥ 调配好一张处方的所有药品后再调配下张处方,以免发生差错。

中药调配操作习称"抓药",是把药斗内经炮制的药饮片按处方要求,用戥称等称量工具称量调配并集于一体的过程,其程序为:

接方(已经划价缴费和处方审核)→对戥→称取中药饮片→分剂量→按处方顺序分平放置→特殊要求饮片调配→自我复核→复核人员审核→包装→填写标签等。

住院患者药品调剂由住院部药房(中心药房)依据医院微机系统管理来实现,药剂人员在电脑终端调阅各科室病区的"医嘱发药信息",按"医嘱发药信息"发放药品,由各科室、病区护士或药品负责人员核对无误后发放至各科室、病区。微机中的医嘱发药信息是药师发药的依据。临床用药的合理性、规范性、经济性等问题由临床药师审核监督。

药品调剂完备后,需在计算机上复核和确认。并在处方上签名或者加盖专用签章。

(8) 药品发放

药品发放是指(中)药师将已经调配好并经审核的药品交予患者或药品使用者的过程。

发药时首先应该查看取药凭证,然后认真核对患者的姓名、药物名称、用法、数量、剂数,按药品说明书或医嘱向患者或家属进行相应的用药交代、说明与指导,包括服药后可能出现的症状和不良反应,同时,建议患者或患者家属多了解基本的用药知识和医药常识。最后核查处方药品是否交费或记账、金额是否正确。

医院药学部的药学咨询部门,为医院医师和患者定期举行药品推荐座谈和用药安全及基本的用药常识的活动。提高群众的医药知识水平,解决医患者药学的问题,建设健康和谐的社会。

(9) 处方整理与分析

处方在医院整个医疗过程中起着极其重要的作用,对于处方的管理应按照 2007 年 5 月 1 日卫生部颁发的《处方管理办法》管理。

处方分析是将已经调配过的处方归类整理并进行综合分析过程。处方分析是现代医院医药工作者必备的一项技能,要做好这项工作必须具备药剂知识、药理知识、临床药学知识和丰富的药学工作经验。处方分析对于提高医院医药工作者的水平和提前发现、防治流行性、传染性疾病,维护社会公共卫生有极其重要的意义。

通过处方分析的意义:

① 及时发现现阶段疾病的流行情况、易感人群。

② 及时了解医院用药合理情况和配伍情况。

③ 纠正医院错误的用药习惯。

④ 发现新药,新的配伍组合。

⑤ 及时调整患者治疗方案。

⑥ 端正医师工作态度。

处方分析的几个方面:

① 处方内容是否完整;有无涂改和修正,医师、药师有无签字。

② 药效学分析:合并用药,几种药物之间药理作用有无颉颃和协同作用。

③ 药动学分析:药物吸收怎么样? 如何结合、转化、排泄? 药物之间是否有相互影响? 需要分析药物的性质和不同条件时的状态。

④ 配伍禁忌分析,药物在体外配伍时直接发生物理、化学变化而产生毒性或降低药效甚至影响药物的使用等。

⑤ 药物的经济性,根据药物的药理学特点尽量使用高效、低毒、价廉、作用明确的药物。

例(只作学习例证):

1. 张某,女,40岁,因腹部疼痛3日就医,诊断为胆绞痛,所开处方如下:

RP:

盐酸哌替啶注射液	50 mg×1 支	用法:50 mg	肌内注射
硫酸阿托品注射液	0.5 mg×1 支	用法:0.5 mg	肌内注射

分析:对胆绞痛患者的治疗,单用哌替啶止痛会因其兴奋胆管括约肌、升高胆内压而影响(减弱)止痛效果;若单用阿托品止痛,其解痉止痛效果较差(对括约肌松弛作用不恒定)。二者合用可取长补短,既解痉又止痛,可产生协同作用。

分析结果:此处方合理。

2. 刘某,男,71岁,因胸闷、气急,下肢水肿4月余就诊,诊断为慢性心功能不全,处方如下:

RP:

地高辛片	0.25 mg×10 片	用法:0.25 mg/次	3 次/d
氢氯噻嗪片	25 mg×30 片	用法:25 mg/次	3 次/d
泼尼松片	5 mg×30 片	用法:10 mg/次	3 次/d

分析:① 氢氯噻嗪能促进钠、水排泄,减少血容量,降低心脏的前、后负荷,消除或缓解静脉淤血及其所引起的肺水肿和外周水肿,但其可引起血钾降低;② 泼尼松具有保钠、排钾作用,可引起水钠潴留而加重患者的水肿,同时降低血钾;③ 氢氯噻嗪与泼尼松合用可明显降低血钾,地高辛在低血钾时易引起中毒。

分析结果:此处方不合理。

3. 徐某,男,63岁,劳累后反复发作胸骨后压榨性疼痛6个月就诊,医生诊断为冠心病心绞痛,开处方如下:

RP:

硝酸甘油片	0.5 mg×30 片	用法:0.5 mg/次	舌下含化
普萘洛尔片	10 mg×30 片	用法:10 mg/次	3 次/d

分析:① 硝酸甘油和普萘洛尔合用,可增强疗效,同时相互取长补短;② 普萘洛尔致冠状动脉收缩和心室容积增大的倾向可被硝酸甘油消除,而硝酸甘油引起的心率加快,可被普萘洛尔所对抗。

分析结果:此处方属合理用药。

4. 李某,男,51岁。因水肿、气短、尿少、小便疼痛入院治疗,诊断为心力衰竭、肾功能不全合并泌尿系统感染。医生开处方如下:

RP：

硫酸庆大霉素注射液　　　　8万U×6支　　　　用法：8万U/次　2次/d肌内注射

5%葡萄糖氯化钠注射液　500 mL　呋塞米注射液　20 mg　用法：1次/d,静滴

分析：① 呋塞米具有耳毒性,庆大霉素也有耳毒性,两药禁止配伍,否则会引起严重的听力障碍;② 庆大霉素可损害肾功能,老年人慎用,肾功能不良者禁用。

分析结果：此处方不合理。

5. 李某,男,50岁,患支气管哮喘多年,经医生指导正在服用氨茶碱。由于心跳速度很快,有心慌感觉,医生诊断为心动过速,加用普萘洛尔,处方如下：

RP：

氨茶碱片　　　　　0.1 g×20片　　　　　用法：0.1 g/次 3次/d

普萘洛尔片　　　　10 mg×20片　　　　　用法：10 mg/次 3次/d

分析：① 氨茶碱促进内源性肾上腺素及去甲肾上腺素的释放,兴奋$\beta2$受体间接舒张支气管平滑肌而平喘,普萘洛尔阻断$\beta2$受体,可颉颃氨茶碱的平喘作用;② 普萘洛尔阻断支气管平滑肌上的$\beta2$受体,收缩支气管,增加呼吸道阻力,可诱发或加重支气管哮喘。

分析结果：此处方不合理。

6. 何某,男,20岁,哮喘复发3 d,有8年哮喘史。伴有轻度咳嗽,痰显泡沫状,量不多。诊断：支气管哮喘。处方如下：

RP：

醋酸泼尼松片　　　5 mg×30片　　　　　用法：5 mg/次 3次/d

氨茶碱片　　　　　0.1 g×20片　　　　　用法：0.1 g/次 3次/d

溴己新片　　　　　8 mg×40片　　　　　用法：16 mg/次 3次/d

分析：醋酸泼尼松为抗炎平喘药,适用于哮喘急性发作及其他平喘药物无效的重症患者;氨茶碱为疗效可靠的平喘药并与糖皮质激素有协同作用;溴己新有祛痰、镇咳作用,可以帮助畅通呼吸道、缓解哮喘,三药合用疗效增强。

诊断结果：此处方合理。

（10）药品管理

① 常用药品。按照药品属性按类存放,做到整洁、安全、方便调配。

② 特殊药品管理。调剂部门对毒、麻、剧、精神药品的管理要做到专柜存放、账物相符、班班交接、定期核对的管理办法。

③ 效期药品管理。调剂部门对效期药品的使用应注意按批号摆放,做到先产先用,近期先用。应明确规定：定期由专人检查,并做好登记记录;发现临近失效期且用量较少的药品,应及时报告上级部门,以便各调剂室之间调配使用。调剂室对距失效期6个月的药品不能领用;发给患者药品的有效期,必须计算在药品用完前应有一个月的时间。失效的药品不能发出。

④ 中药材管理。中药材管理是中药管理的重要组成部分,在医院的药学管理中,中药材管理主要指中药饮片的储藏管理。其主要内容见后药品的仓储管理部分。

为了保证发药的质量和调剂工作的顺利进行,调剂室必须建立和健全各项规章制度。常见的基本工作制度如表2－5。

表 2 - 5　医院调剂室基本工作制度目录

编号	制度
1	岗位责任制度
2	药品查对制度
3	处方登记制度
4	领发药制度
5	药品管理制度
6	特殊药品管理制度
7	有效期药品的管理制度

2. 制剂部门

【实习目的】

制剂部门是医院制剂的生产部门,医院制剂在满足临床医疗和科研需要、加强药学与临床学科的联系与互动、弥补市场不足、培养药学人才、提高医院的社会与经济效益等方面均具有积极而重要的作用。毕业生通过医院制剂部门的实习,能够熟悉医院制剂部各科室的功能、工作程序、工作性质、工作范围和规章制度,熟悉医院制剂的种类、制剂流程、各种制剂所用的仪器设备的使用,特别是熟悉 GMP 管理要求。通过实习毕业生巩固和掌握专业的基本理论、基本知识和基本技能,提高独立工作和科研实践的能力,实现从书本到执业的过渡的目的。

【实习要求】

医院制剂部门一般分为普通制剂室、灭菌制剂室、中药炮制室、中药煎药室,有的医院将药检部门也归为制剂部门管理。要求掌握各类常用制剂的制备工艺、质量要求和质量检查方法。

(1) 掌握常用原料药物、中药饮片、中药炮制辅料的性质和作用。

(2) 掌握医院各类制剂(普通制剂、灭菌制剂室、中药煎剂、中药炮制)的制备工艺、操作规程、质量要求和检测、鉴定方法。

(3) 熟悉医院常用制剂的剂型、特点、质量控制的主要工序和一般方法;并能按药品标准(药典、部颁标准)、有关规范或医院制剂手册(协定处方)进行制备。

(4) 了解医院制剂管理规定,了解医院制剂室的 GMP 管理要求。

(5) 了解医院常用的制剂设备,如粉碎、提取及浓缩干燥设备、制粒机、多冲压片机、颗粒自动包装机、制丸机、汤剂、口服液灌装机等。

【实习内容】

(1) 普通制剂室和灭菌制剂室

为了保证医疗质量,医院制剂室的生产要报经卫生行政部门审查同意,药品监督管理部门批准并核发《制剂许可证》后,可按药品标准(药典、部颁标准)或医院制剂手册(协定处方),将原料药制成制剂,供临床作用。医院自配制剂应以满足本院医疗、科研、教学需要为主,根据《药品管理法》规定,医疗单位配制剂,不得在市场销售。故医院制剂应执行自配自用的原则。对市场无法供应的某些成药予以补充,但对市场上能满足供应的药品,制剂室不得配制。

① 制剂室的主要任务和要求

普通制剂室的主要任务是配制药典制剂(包括"部颁标准"和"地方标准")及本院协定处方的预制药剂,例如合剂、溶液剂、散剂、软膏剂、酊剂、混悬剂、栓剂、片剂、膜剂和胶囊剂等。灭菌制剂室负责大输液及各种规格的注射剂、滴眼剂等。

根据《药品管理法》规定:非药学技术人员不得直接从事药剂技术工作,医疗单位制剂室必须经所在省药品监督管理部门审查批准,发给《制剂许可证》方可自配制剂,应具备相应的检验条件以保证制剂质量方可提供临床使用。所有配新制剂,应具备相应的检验条件以保证制剂质量方可提供临床使用。所有自配新制剂均应按有关规定报批,批准后方可试供临床使用。

② 医院制剂的定义、特点、范围及术语

a. 医院制剂定义

医院制剂系指由医院制剂室按相关标准或协定处方,制成的一类用于本医院临床、科研需要市场未能供应的制剂。按医院制剂手册或协定处方制成的制剂又称为医院自制制剂。

2005 年 8 月 1 日实行的《医疗机构制剂注册管理办法》对医院制剂配制范围做了进一步规定。

b. 医院制剂的特点

医院制剂具有制备数量少而周期短、品种多、适用性强、供应及时和方便患者等优点。同时,由于医院制剂室直接面向临床,所以对技术人员配备、设施、检验器和卫生条件等均须经上级省药品监督管理部门审查批准,发给《制剂许可证》后,方可开展制剂。在经药学科主任审定、业务院长批准、上级省药品监督管理部门审定后,亦可将研制剂配制成药剂,供临床试用。

c. 医院制剂应用范围

医院制剂只供本院应用,不得进入市场。医院开发的新药或某些制剂转给药厂大量生产时必须根据《新药审批办法》进行。

d. 常用术语

制剂:是指根据药典、药品标准或其他适当处方,将原料药物按某种剂型制成具有一定规格的药剂,制剂可在药厂中生产,也可在医院药剂科的制剂室制备。

制剂学:是研究药物制成的宜形式(剂型),以适应医疗或预防需要的一门综合性应用技术科学。

剂型:所有药物具有一定形式,剂型一般是指药剂的形态或类别。

辅料:指生产药品和调配处方时所用的赋形剂与附加剂。

药剂:是药物制剂的简称,包括制剂和方剂制品。

药剂学:药剂学是药学专业的一门重要分支学科,是关于药品的一门科学,它涉及药品研发、制造及其配制和储存,以及药品特征、纯度、成分和功效的检测。

方剂:是指按照医师临时处方专为指定患者配制的,并明确指出用法用量的药剂。方剂的配制一般都在药剂科的调剂室中进行。

③ 药品生产及质量管理规范(CMP)简介

GMP 最早由美国于 1962 年提出,同年作为法宝文件公布,规定凡不按 GMP 生产的药品,均按劣药品处理。1969 年联合国世界卫生组织(WHO)制定了经过修订的 GCP,于 28 届世界卫生大会向其成员国推荐,迄今主要制药工业的 100 多个国家均已采纳。欧洲和东南亚一些国家也都制定了区域性的 GMP。很多国家根据本国具体情况制定了本国的 GMP。尽管各国的 GMP 内容不尽相同,但其基本指导思想是一致的。即:① 将人为的差错降到最低限度;② 尽量防止和减少产品的污染机会;③ 建立高标准的、严格的质量管理体系及规章制度。1985 年中国医药工业化司编写了《药品生产管理》及《世品生产质量管理规范》,共分十四章,包括:总则、人员、厂房、设备、卫生、原料、生产操作、包装和贴签、生产管理和质量管理的文件、管理部门,自检、销售记录、用户意见和不良反应报告、附则等 49 条规定。1986 年中国药材公司也制定了我国《中成药生产管理规范》,分十章,包括、材料、人员、厂房、设备、原料和辅料、包装料、标签说明书、生产过程管理、质量管理、卫生、成品的储存与销售等。同时,还制定了《中成药生产工艺技术管理办法》、《中成药生产设备管理办法》和《中药工业质量管理暂行办法》等文件,以配合中成药 GMP 管理的实施。药品生产质量管理规范(1998 年修订)。

我国医院在进行药品制剂前,制剂室或生产车间必须符合 GMP 要求,取得药品监督管理部门颁发的 GMP 认证证书后才可进行药品生产和制剂。

④《医疗机构制剂配制质量管理规范》(GPP)

由于我国制药工业可能满足医院用药要求,医院制剂在我国占有比例减少,制药工业采用 GMP,促使医院剂的高标准要求,GPP(试行)于 2002 年 5 月 5 日经国家药品监督管理局局务会议通过并施行,新建和改建剂室均应符合 GPP 要求。

人员素质:制剂室必须由受过专业训练,有一定工作经验的人员,必须有一定健康要求,如有传染病、精神病及严重皮肤病者不得从事制剂工作等。

建筑与设备制剂室建筑应有与制剂品种、数量相适应的一定面积,在房屋安排方面要人流物流合理,以防交叉感染。要有合适的外环境(与厕所、垃圾站、锅炉房、厨房等保持一定距离),内装修有一定要求,如需要求双层玻璃,墙、地、天花板应不脱屑光滑,易清洁消毒。圆形墙角、窗台有一定斜度以免尘土滞留等。根据不同的制剂品种配备必要的设备,如无菌制必备的生产注射用水及消毒杀菌设备,洁争层流台等。

原辅料的要求有一定的进货验收制度,有适合的仓储条件以防原辅料的霉坏变质,毒、麻、精神药品应有特殊管理规定,原辅料发离,应有完整的记录,包括厂家、批号、有效期等。发人应核对签字,以保证原辅料无差错及质量合格。

生产操作首先应有合理的技术操作规程。主要工作岗位必须配备技术熟练的药学专业人员把关。配制剂时,特别是配制过程较复杂的来茛制剂应有完整的生产流程记录,配制、核对人应双签字。制剂应有半成品及成品送检记录。分装、贴签要严格防止污染和混药。

质量控制、质量检查必须配备有一定专业训练,熟悉生产过程,责任心强的药学人员担任,药检室应配备与所生产制剂相适应的检验设备,仪器。为了保证检验结果的准确性,应定期对设备、仪器进行检修，每次应记录检修情况。检验方法应有可靠依据，抽样或送样应有代表性，检验要完整，必要时样观察，以便研究自配制剂的稳定性和可靠性。

制剂包装及标签应根据不同品种选择不同材料的包装容器，应以药品不与包装材料发生化学反应、吸附反应，以及因包装材料的透气性而影响药品的质量为准。标签上必须有药名、用量、有效期以及使用注意事项等。严格的岗位责任制、完善的各项规章制度也是保证制剂质量的重要方面。总之，要从各个环节加强管理，以保证制质量。

⑤ 药物剂型分类

药物的剂型种类繁多，为了便于研究、学习和应用，需要对剂型进行分类。剂型分类方法目前有以下几种：

按形态分类，将剂型分作液体剂型（如芳香水剂、溶液剂、注射剂等），固体型（如散剂、丸剂片等），半固体剂型（如软膏剂、糊剂、栓剂等），气体剂型（如气雾剂、吸入剂等）。

按分散系统分类，即按剂型内在的分散特性分类。A. 真溶液类剂型：如水剂、糖浆剂、溶液剂、醑剂、甘油剂等。B. 胶体溶液类型：如乳剂、涂膜剂等。C. 乳浊液类型：如乳剂、部分搽剂等。D. 混悬液类剂型：如栓剂、洗剂、混悬剂等。E. 气体分散体剂型：如气雾剂等。F. 固体分散体剂型：如散剂、丸剂、片剂等。

按给药途径和方法分类，例如：A. 经胃肠道给药的：有溶液剂、糖浆剂、乳剂、混悬剂、散剂、冲剂、片剂、丸剂和胶囊剂等，以直肠给药的有灌肠剂、栓剂等。B. 不以胃肠给药的：甲、注射给药：有注射剂，包括静脉注射、皮下注射、皮内注射及空位注射几种剂型。乙、呼吸道给药：有吸入剂，气雾剂等。后者系将药物（溶液）分装于特殊的容器中，使其喷洒成极微细遥雾状粒子，由呼吸道吸入而作用患部的一种剂型。目前常用的有异丙肾上腺素气雾剂等。丙、皮肤给药：有外用溶液剂、外用混悬制剂、外用乳浊液型药剂以及膏药、硬膏剂、软膏剂、糊剂等。丁、黏膜给药：有滴眼剂、滴鼻剂、含漱剂、舌下片剂、体剂、膜剂等。这种分类法与临床使用紧密结合，并能反映给药途径与方法对于剂型制备的特殊要求，但其缺点是一种制剂，由于给药途径或方法的不同可能多次出现，如0.9%氯化钠溶液，可以在注射剂、滴眼剂、漱口剂、灌肠剂等许多剂型中出现。同时这种分类法亦不能反映剂型内在结构的特性。

按制法分类。例如浸出制剂（包括酊剂、流浸膏与浸膏剂等）是将用浸出的方法制备的制剂归纳为一类。无菌制剂是用无菌方法或无菌操作方法制备的制剂，如注射剂。这种分类方法极少使用。

制剂的制备方法是随着科学的发展改变的，所以其指导意义较小。上述分类方法，各有一定的特点与缺陷。

⑥ 医院常用几种制剂的制备方法

我国的医院制剂经历了一个长期的发展过程，从20世纪60年代起，各省，自治区、直辖市及一些市、地区编制了本区的《制剂规范》《制剂手册》《操作规程》等典籍，对当地的制剂处方统一，操作规范化和检验要求作了规定。到1990年卫生部门发表了《中国医院制剂规范》，收载了各种制剂共24个剂型200多种。根据不同制剂的性质提出了不同的质量要求，对某些制剂的质量要求有明显提高。现在，各医疗单位制剂部门根据《中国医院制剂规范》要求，结合本单位教学、科研和临床需要制备出不同的制剂。临床上最常见的制剂类型有:溶液型液体制剂(复方碘溶液、胃蛋白酶合剂、甲酚皂溶液)、固体制剂(片剂、散剂和颗粒剂等)、注射剂、软膏剂、栓剂及一些中药制剂(酊剂、浸膏剂、汤剂、冲剂和丸剂等)等。其相关制剂的制备方法可参看相关教材。

(2) 中药炮制室(药厂炮制车间或工段,中药材加工企业和中药饮片加工企业)。

了解中药炮制的发展概况及中药炮制的研究方法,了解炮制对药物主要成分、理化性质和药性的影响,掌握各类传统炮制方法和技能,熟悉中药炮制常用辅料的种类、性质和功用。

中药炮制是根据中医中药理论,按照医疗、调配和制剂的不同要求,对中药所采取的各种加工处理技术。其目的在于降低或消除药物毒性或副作用,改变或缓和药性;提高疗效;改变或增加药物作用的部位和趋向;便于调剂和制剂;保证药物洁净度,利于储藏;有利于服用。

根据《中华人民共和国药品管理法》规定,中药材、中药饮片生产、加工企业在机构与人员、厂房与设施、设备、物料、卫生、生产管理、质量管理等方面有严格和科学的要求。加工、生产企业、车间必须符合《中华人民共和国药品管理法》规定,达到 GMP 要求,通过国家食品药品监督管理部门的 GMP 认证才可从事中药材加工和中药饮片生产(参见《中华人民共和国药品管理法》、"药品生产质量管理规范"和"中药饮片生产企业 GMP 认证管理办法")。

中药加工、炮制历史悠久,经过历代医药学家长期医疗实践,不断试制试用和总结改进,积累了丰富的炮制技术资料,这些资料都载于历代古医书和本草文献中。但在学习过程中,常常会遇到不少难以理解的专用名词术语,因而给初学者带来不少困难。以下是一些工作中常见术语、炮制方法和流程,供大家学习、参考:

① 净制

中药材在切制、炮炙、调配或制剂时,均应使用净药材。净制药材可根据其具体情况,分别通过拣选、筛选、风选、洗、漂、剪、切、刮削、剔除、刷、擦、碾和捣等方法将杂质和非药用部位除去和分离,使药材达到炮制质量标准要求。

② 切制饮片

药材切制时,除鲜切、干切外,须经浸润使其柔软者,应少泡多润,防止有效成分流失。并应按药材的大小、粗细、软硬程度等分别处理。注意掌握气温、水量、时间等条件。切后应及时干燥,保证质量。

切制品有片、段、块、丝等规格。其厚薄大小通常为:

片　极薄片 0.5 mm 以下,薄片 1～2 mm,厚片 2～4 mm;

段　长 10～15 mm;

块　8～12 mm 的方块;

丝　皮类药材宽 2～3 mm,叶类药材丝宽 5～10 mm。

其他不宜切制的药材,一般应捣碎用。

切制药材的流程:

净药材→洗、润→切制→干燥→半成品→检验→包装→检验→成品入库

③ 清炒

炒黄(包括炒爆):取净药材置加热容器内,用文火或中火炒至表面呈黄色,或较原色加

深或发泡鼓起,或种皮爆裂,并透出固有气味,取出,放凉。

炒焦　取净药材置加热容器内,用中火或武火加热,不断翻动,炒至药物表面成焦黄或焦褐色并具有焦香气味时,取出,放凉。

炒炭　取净药材置加热容器内用武火或中火加热,不断翻动,炒至表面焦黑色内部焦黄色或焦褐色。

清炒药材流程:

净药材→置加热容器内→炒至达到炮制质量标准→取出摊晾→检验→包装→检验→成品入库

④ 加固体辅料炒

麸炒　取麦麸置加热容器内,加热至冒烟时,放入净药材,迅速翻动,炒至药材表面呈米黄色或深褐色时取出,筛去麦麸,放凉(蜜麸制法:蜂蜜置加热容器内加 1/3 饮用水,加热至沸,过滤得稀蜜液。干燥麦麸过筛置加热容器内翻炒至有热感淋入蜜液,翻拌并揿开蜜团,炒至麸不黏手、味香、麸色黄亮,取出,过筛冷却备用。除另有规定外,每 100 kg 麦麸用蜂蜜 20 kg。)。除另有规定外,每 100 kg 净药材用麸皮 10 ~ 15 kg。

米炒　取米置加热容器内,加热至冒烟时,投入净药材,共同拌炒,炒至米呈黄色或焦褐色,药物挂火色,取出,筛取米,放凉。除另有规定外,每 100 kg 净药材用米约 20 kg。

土炒　将细土粉置加热容器内,武火加热至灵活状态,随即投入药材拌炒至药材表面均匀挂上一层土粉,并透出土香气,取出筛去土,放凉。除另有规定外,每 100 kg 净药材,用灶心土 25 ~ 30 kg。

砂烫　取净河砂置加热容器内,用武火加热滑利、翻动灵活时,投入药材,不断翻动,至质地酥脆或鼓起,外表呈黄色或较原色加深时取出,筛去砂放凉或趁热投入醋中略浸,取出干燥即得(制砂方法:制普通砂,一般选用颗粒均匀的洁净河砂,先筛去粗砂及杂质,再置锅内用武火加热翻炒,以除净其中夹杂的有机物及水分等。取出晾干,备用。制油砂,取筛筛去粗砂和细砂的中粗河砂,用清水洗净泥土,干燥后置锅内加热,加入1% ~2%的食用植物油拌炒至油尽烟散,砂的色泽均匀加深时取出,放凉备用)。除另有规定外,砂的用量以能掩盖所加药材为度。

蛤粉炒　取研细过筛后的蛤粉至加热容器内,中火加热至灵活状态,投入药材,不断翻动,至鼓起,内部疏松时,取出,筛去蛤粉,放凉即得。除另有规定除外,每 100 kg 净药材,用蛤粉 30 ~50 kg。

滑石粉炒　取滑石粉置加热容器内,炒至灵活状态投入净药材,不断翻动,至质地松泡酥脆,颜色加深时取出,筛去滑石粉,放凉即得。除另有规定外,每 100 kg 净药材用滑石粉 40 ~50 kg。

加固体辅料炒的流程:

先加辅料→投入药材→炒至达到炮制质量标准→取出摊晾→检验→包装→检验→成品入库。

⑤ 加液体辅料炒

酒炙　取净药材,加酒拌匀,闷透,置加热容器内,用文火炒至规定程度时,取出,放凉。除另有规定外,每 100 kg 净药材,用黄酒 10 ~ 20 kg。

醋炙 取净药材,加醋拌匀,闷透,置加热容器内,炒至规定程度,取出,放凉。除另有规定外,每100 kg净药材,用米醋20~30 kg,最多不超过50 kg。

盐炙 取净药材,加食盐水拌匀,闷透,置加热容器内,用文火炒至规定程度时,取出,放凉。除另有规定外,每100 kg净药材,用食盐2~3 kg。

姜炙 取净药材,加姜汁拌匀置加热容器内,用文火炒至姜汁被吸尽,或至规定程度时,取出,放凉(姜汁炙时,应先将生姜洗净,捣烂,加水适量,压榨取汁,姜渣再加水适量重复压榨一次,合并汁液,即为"姜汁"。如用干姜,捣碎后加水煎煮二次,合并,取汁)。除另有规定外,每100 kg净药材,用生姜10 kg或干姜3 kg。

蜜炙 取净药材,加适量开水稀释的炼蜜拌匀,闷透,置加热容器内,用文火炒至规定程度时,取出,放凉。除另有规定外,每100 kg净药材,用炼蜜25 kg左右。

油炙 取净药材,加一定量食用油脂拌匀,置加热容器内,用文火炒至规定程度时,取出,放凉。除另有规定外,油以拌匀药材为宜。

加液体辅料炒的流程:

净药材→加液体拌匀、闷透→炒至达到炮制质量标准→取出摊晾→检验→包装→检验→成品入库。

⑥ 煅

明煅 取净药材,砸成小块,置无烟的炉火上或置适宜的容器内,煅至酥脆或红透时,取出,放凉,碾碎。含有结晶水的盐类药物,不要求煅红,但须使结晶水蒸发尽,或全部形成蜂窝状的块状固体。

明煅的流程:

净药材→加至适宜容器→高温加热→达到炮制质量标准→取出放冷→检验→包装→检验→成品入库。

煅淬 将净药材煅至红透时,立即投入规定的液体辅料中,淬酥(如不酥,可反复煅淬至酥),取出,干燥,打碎或研粉。除另有规定外,所用的淬液种类和用量由各个药物的性质和目的要求而定。

煅淬的流程:

净药材→高温加热→取出乘热倾入冷的液体辅料中→稍冷取出→可反复煅淬多次→达到炮制标准→取出摊晾→检验→包装→检验→成品入库。

扣锅煅法(密闭煅法)取净药材置于锅中,上盖一叫小的锅,两锅结合处用盐泥封严,盖锅上压一重物,待泥稍干后,加热煅烧至透为度(全部炭化)。亦有在两锅盐泥封闭处留一小孔,用筷子塞住,在炉火上煅烧,时时观察小孔处的烟雾,煅至基本无烟时,离火,取出药物。

⑦ 蒸、煮、炖

蒸 取净药材,照各该品种炮制项下的规定,加入液体辅料(清蒸除外),置适宜的容器内,加热蒸透或至规定的程度时,取出,干燥。

酒蒸 除另有规定外,每100 kg净药材,种子类用黄酒20 kg,根及根茎类用黄酒30 kg。

醋蒸 除另有规定外,每100 kg净药材用米醋20 kg,必要时可加适量水稀释。

盐蒸 除另有规定外,每100 kg净药材用食盐2 kg。

煮 取净药材加水或液体辅料共煮,辅料用量照各该品种炮制项下的规定,煮至液体完全被吸尽,或切开内无白心时,取出,干燥。

醋煮 米醋用量同醋炙米醋用量。

有毒药材煮制后的剩余汁液,除另有规定外,一般应弃去。

炖 取净药材照各该品种项下的规定,加入液体辅料,置适宜的容器内,密闭,隔℃水加热,或用蒸气加热炖透,或炖至辅料完全被吸尽时,放凉,取出,干燥。

酒炖 黄酒用量为酒蒸的黄酒用量。

蒸、煮、炖的流程:

净药材→置适宜容器内→加水或液体辅料(视工艺要求)→或蒸或煮或炖(视工艺要求)达到炮制质量标准→取出干燥→检验→包装→检验→成品入库。

焯 取净药材投入沸水中,翻动片刻,捞出。有的种子类药材,水烫至种皮由皱缩至舒展、能搓去皮时,捞出,放冷水浸泡,除去种皮,干燥。

复制 取净药材置一定容器内,按工艺程序,或浸或泡或蒸或煮或漂或数法共用,反复炮制至规定的质量要求为度。

发酵 根据不同品种,采用不同的方法进行加工处理,再置温度、湿度适宜的环境中进行发酵,一般温度以 30 ~ 37 ℃,相对湿度70% ~ 80% 为宜。

发芽 选取成熟饱满的麦、稻、粟或大豆,用清水浸适度,捞出,置于能排水的容器内,用湿物盖严,每日淋水 2 ~ 3 次,以保持湿润,在 18 ~ 25 ℃的温度下,约经 3 日,即能生芽,待芽长约 1 cm 时,取出干燥。

⑧ 其他制法

烘焙 取净药材用文火间接或直接加热,使之充分干燥。

煨 取净药材用湿面或湿纸包裹,置于加热的滑石粉中;或将净药材直接置于加热的麦麸中;或将净药材层层隔纸加热炮制。

制霜(去油成霜)除另有规定外,取净药材碾碎如泥状,经微热后,压去部分油脂,制成符合一定要求的松散粉末。

提净 某些矿物药,经过溶解、过滤、重结晶处理除去杂质。

水飞 取按规定处理后药材,加水适量共研细,再加多量的水,搅拌,倾出混悬液,下沉部分再按上法反复操作数次,除去杂质,合并混悬液,静置后,分取沉淀,干燥,研散。

干馏 净药材置容器内用火烤灼(不加水)使产生液汁。

常用中药材加工炮制分类

1. 需净选类药材品名

金银花 菊花 野菊花 红花 厚朴花 旋复花 五倍子 生槐米 玫瑰花 月季花 辛夷花 密蒙花 夜明砂 绿梅花 灵霄花 丁香 石榴花 薏苡仁 望月砂 合欢花 鸡冠花 猫爪草 茯苓 茯神 柏子仁 冬瓜子 决明子

2. 需切制类药材品名

党参 红参 北沙参 玄参 明党参 苦参 紫丹参 南沙参 甘草 当归 白芷白前 白薇 白蔹 川芎 地黄 黄芪 黄芩 黄连 白术 白芍 白头翁 白及 川牛膝 怀牛膝 怀山药 泽泻 天麻 大黄 木香 青木香 附子 郁金 桔梗 前胡

银柴胡　龙胆草　远志　玉竹　紫苑　羌活　独活　防风　防己　胡黄连　赤芍　天花粉　巴戟天　苍术　知母　黄精　川断　秦艽　升麻　首乌　川乌　草乌　乌药　葛根　莪术　天南星　常山　板蓝根　三棱　山柰　射干　高良姜　干姜　草薢　土茯苓　狗脊　骨碎补　石菖蒲　茜草　百部　威灵仙　姜黄　白蚤休　红蚤休　甘松　白茅根　山豆根　苎麻根　麻黄根　紫草　地榆　蔂头回　漏芦　千年健　贯众　狼毒　商陆　红大戟　白药子　黄药子　藜芦　徐长卿　肉苁蓉　锁阳　虎杖　荔枝根　金荞麦根　芦根　八月扎　佛手　藿香　细辛　薄荷　大蓟　小蓟　麻黄　蒲公英　荆芥　瞿麦　淡竹叶　泽兰　佩兰　益母草　石斛　败酱草　旱莲草　仙鹤草　木贼草　老鹳草　旋覆草　金钱草　连钱草　萹蓄　车前草　鹅不食草　马鞭草　鹿衔草　凤仙草　伸筋草　鱼腥草　白花蛇舌草　灯芯草　豨莶草　香薷草　石韦　石见穿　紫花地丁　天仙藤　青蒿　刘寄奴　马齿苋　卷柏　落得打　半边莲　半枝莲　血见愁　淫羊藿　苏梗　谷精草　柴胡　仙桃草　六月雪　苍耳草　藁本　蜀羊泉　平地木　鸭舌草　穿心莲　海金沙　白毛夏枯草　杠板归　透骨草　地锦草　垂盆草　龙葵　虎耳草　钻地风　苦丁茶　鸡冠花　枇杷叶　大青叶　侧柏叶　苏叶　一枝黄花　功劳叶　金橘叶　厚朴　杜仲　黄柏　丹皮　桑皮　地骨皮　香加皮　椿根皮　紫荆皮　桂皮　肉桂　桑寄生　木通　桑枝　鬼见羽　皂角刺　钩藤　忍冬藤　鸡血藤　夜交藤　海风藤　青枫藤　络石藤　功劳木　活血藤　雷公藤　苦楝根皮　核桃树枝　葫芦瓢　地锦草　茯苓皮　猪苓　昆布　海藻　乌梢蛇　祁蛇　地龙　蜂房

3. 需清炒类药材品名

炒黄、炒爆类药材品名：

苏子　牛蒡子　车前子　菟丝子　葶苈子　王不留行　苍耳子　青葙子　白芥子　蔓荆子　急性子　决明子　冬瓜子　火麻仁　栝楼子　橘核子　槐米　酸枣仁　茺蔚子　莱菔子　谷芽　麦芽　白果　刺蒺藜

炒焦类药材品名：

山栀　川楝子　金樱子　山楂　路路通　槟榔

炒炭类药材品名：

干姜　藕节　贯众　大蓟　小蓟　乌梅　鸡冠花　金银花　地榆　侧柏叶　卷柏　茜草　蒲黄　荆芥

4. 需加固体辅料炒的药材品名

麸炒类药材品名：

白术　白芍　苍术　枳实　枳壳　僵蚕　薏苡仁　芡实　椿根皮

砂烫类药材品名：

鳖甲　龟板　穿山甲　马钱子　狗脊　鸡内金　骨碎补

米炒类药材品名：

党参　红娘子　斑蝥

滑石粉炒类药材品名：

水蛭　刺猬皮

蛤粉炒类药材品名：

阿胶

5. 需加液体辅料炒类药材

蜜炙类药材品名：

甘草　黄芪　远志　紫苑　百部　马兜铃　白前　枇杷叶　款冬花　桑皮　麻黄

盐水炙类药材：

知母　砂仁　车前子　葫芦巴　益智仁　橘核　杜仲　补骨脂　沙苑子　荔枝核
巴戟天　小茴香

酒炒类药材：

黄连　黄芩　大黄　常山　乌梢蛇　蕲蛇　蛇蜕　桑枝　蛤蚧　蟾蜍　当归　川芎
怀牛膝续断

醋炒类药材：

青皮　五灵脂　香附　芫花　延胡索　甘遂　商陆　红大戟　狼毒　柴胡

6. 煅类药材品名

明煅类药材品名：

明矾　龙骨　龙齿　瓦楞子　硼砂　海浮石　石膏　石决明　蛤壳　牡蛎　寒水石
花蕊石　禹粮石　阳起石　青礞石

扣锅煅(密闭煅)类药材品名：

血余炭　棕榈　干漆

煅淬类药材品名：

自然铜　磁石　炉甘石　赭石　紫石英　鳖甲　龟板　穿山甲

7. 需辅料蒸制类药材品名

何首乌　地黄　女贞子　山茱萸　桑螵蛸　五味子　黄芩　黄精　肉苁蓉

8. 需煮制类药材品名

藤黄　远志　草乌　川乌　吴茱萸　天南星

9. 需燀类药材品名

苦杏仁　白扁豆　桃仁

10. 复制类药材品名

姜半夏　法半夏　天南星

11. 需发酵药材品名

六神曲　淡豆豉

12. 需发芽药材品名

麦芽　谷芽

13. 需烘焙药材品名

蜈蚣

14. 需提净药材品名

芒硝

15. 毒性药材品名

马钱子　红娘子　斑蝥　芫花　甘遂　红大戟　狼毒　草乌　川乌　半夏

严格按照"毒性药材炮制标准操作规程"操作,具体见各品种操作规程。

根据各单位实际情况,着重掌握以下中药的炮制方法:

薏苡仁 牵牛子 苍耳子 山楂 紫苏子 牛蒡子 槐米 酸枣仁 栀子 槟榔
川楝子 乌梅 藕节 大蓟 小蓟 茜草 侧柏叶 荆芥 地榆 干姜 苍术 枳实
白术 党参 鸡内金 马钱子 阿胶 乌梢蛇 白芍 当归 柴胡 香附 延胡索
艾叶 乳香 杜仲 黄柏 厚朴 竹茹 甘草 麻黄 桑白皮 百部 石膏 蛤壳
石决明 自然铜 磁石 血余炭 棕板 女贞子 黄芩 何首乌 川乌

(3)中药煎药室

中药煎药室工作基本是药品调配的后续工作,但在整个疾病治疗中起着很重要的作用。

① 中药煎药室工作流程为

住院患者:依照临床医嘱→抓药→煎煮→分装→填写标识→记账→送达科室病区

非住院:接方抓药→煎煮→分装→填写标识→记账→交患者(叮嘱用法和注意事项等)

② 煎药的正确程序

先把药物放入锅里,然后加入凉的饮用水,浸泡20～30 min,再加水没过药物,将药锅放在火上用中火煎煮。一般情况分两次煎煮,第一次煎煮后,把药液倒出150～200 mL,叫做头煎药;然后,再加温水适量(若药渣放凉再煎煮时应放凉水),进行第二次煎煮,叫做二煎药。有时也可以再加水,煎煮第三煎,或是第四煎。这要按照医生的要求去做。随着现代科学技术的发展,大多是医院中药煎煮都用自动煎煮设备(图2－8)。

③ 煎药的时间

从水开后算起,分为三种情况:

a.用于治疗急性热病、四季外感风寒、风热类疾病的清热发散性药物。头煎从沸后用中火偏大煎煮15～20 min,第二煎沸后再煎10～15 min。

b.用于治疗一般常见的慢性病,如:脾胃病、脏腑功能失调、高血压病、心血管类疾病的调理性药物。头煎从沸后中火煎煮20～30 min,第二煎沸后再煎15～20 min。

c.用于治疗虚损性疾病的补益药,如:气虚、血虚、肾虚等各类虚损病症的药物。头煎从沸后小火(文火)煎煮30～40 min,第二煎药沸后再煎20～30 min。

煎煮时,注意某些饮片要"后下":

a.芳香类药物,含有容易挥发的成分,煎时间长了损失药效,所以要等其他药煎好之前5 min放入锅内,后下药一般由药房包好并注有"后下"字样。

b.含有芳香性及挥发油的药材,如:桂枝、薄荷、佩兰、白蔻仁、砂仁、肉桂、沉香等,皆属轻清发散药,有效成分容易随水蒸气扩散掉。例如薄荷若煮的时间太长,药液中薄荷油及薄荷醇的含量必将减少,直接影响功效。

c.有些饮片所含有效成分能迅速溶解在水中,如:钩藤、大黄、番泻叶、青蒿、徐长卿等,这类药如果久煎,其化学成分可能发生变化。如大黄煎久了,所含的蒽醌类化合物就会被破坏,而降低了泻下的功效,而钩藤如果煎煮的时间超过20 min,其降血压的作用明显降低。

汤剂质量与煎药器具、煎药热源、药材饮片规格、加水量、煎煮次数、煎煮时间以及某些特殊中药处理等因素密切相关。所以,在中药煎制过程中要按要求规范操作,这样才能达到治疗的最佳效果。

市场上常见的煎药设备有多功能煎药机(图2-8),该设备文火、武火可切换,既减轻劳动强度,又使煎药控制更科学准确。

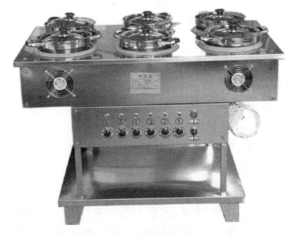

图2-8 多功能中药煎药机

3. 药检部门

【实习目的】

医院药检部门是医院药品制剂使用前的监督检查部门,药检部门依法对医院自制药品、制剂进行检查检验,符合相关规定要求后出具合格报告方可在医院临床上使用。本部门使用的目的是:

(1)了解医院药品检验室的工作职责和各种规章制度。

(2)掌握药品检验室常规制剂检验的操作过程、仪器设备的使用方法和检验方法。

【实习要求】

(1)掌握医院制剂和重点采购药品的检测方法和检测项目。能按《中华人民共和国药典》的操作规范进行药品的检验和检测。

(2)熟悉检测报告的书写规范。

(3)熟悉常用的质量监测设备及标准操作规程,包括紫外分光光度计、薄层扫描仪、高效液相色谱仪、酸度计、水分测定仪、气相色谱仪等。

(4)了解药品检验室的各种规章制度。

【实习内容】

有制剂部门的医疗单位必须设立药检部门,并按制剂室规模设立化学分析间、仪器间、无菌间、留样观察间,动物饲养实验室等。

(1)医院药检部门的基本条件和要求

依照医院药学手册和医院分级管理要求,医院药检部门应有一定的条件,这样才能较好的开展医院药学工作,提高医院制剂的质量和安全性。

① 药检室应配备药师以上人员从事药检工作。

② 药检室必须配备与所配制的制剂相适应的检验设备。如分析天平、酸度计、紫外分光亮度计、自动旋光仪、显微镜、干燥箱、恒温培养箱、霉菌培养箱、冰箱、不溶性微粒检查装

置、净化工作台和澄明度检测装置等。

③　动物饲养实验室必须清洁卫生，通风良好，室温差应符合实验要求，应有排水、排污、采光、调温等设施。并应有专人管理。按编号挂牌、定期淘汰、更新，并有使用记录。

④　制剂的成品要按规定进行全检，合格后方可使用。

⑤　药检室必须有完整的检验卡。检验记录应编号归档，内容包括：质量标准来源，鉴别试验、测试数据；数据处理。结论等原始资料。

⑥　根据检验结果应出具检验报告书，检验人、复核人签字后送药检室负责人审核签字（检验报告书一式二联，第一联存根、第二报告书）。全部的原始记录、检验报告单，按批号装订成册保存三年。检验记录应字迹清楚，内容真实完整并签字，不得撕毁和任意涂改。如需要更正时，应有更改人签字，并须使被更正的部分可以辨认。

⑦　药检室对所配的制剂必须建立留样观察制度，指令专人管理，制剂在储存条件下的留样变化规律。留样数量，大输液每批 4 瓶。针剂（眼药制剂）每批 20 支。其他制剂品种视其质量稳定情况酌情留样。留样时间：灭制剂品种在本批号制剂用完后，留样留半年后可撤去。其他制剂品种可酌情而定。留样观察：在观察期内选取适当的批数进行规定项目的检验，大输液每月检查一次，其他制品种每月检查一次，认真填写记录，并保存三年。

⑧　对制品种必须建立质量档案。内容包括原辅料情况、工艺、质量标准、检验方法的改进、留样观察结果及质量事故返工等。

⑨　对质量事故和药物不良反应，应及时向医院药事管理委员会、院长和卫生行政部门汇报。

（2）药检室常用仪器设备

除常用的一些玻璃分析仪器外，还有紫外分光光度计、薄层扫描仪、高效液相色谱仪、酸度计、水分测定仪和气相色谱仪等。其操作规范参照教材和相关资料。

（3）药品检验的一般步骤

药品分析前，应对其外形特征如：色、嗅、味、批号、包装等情况进行仔细观察。药品检验操作可做检品采取、鉴别、检查及含量测定等几个步骤。

①　检品采取

检品采取要随机抽样。

乳浊液、混悬液等药品，要摇匀后采取。

散剂或颗粒状固体的检品，在采取前要经过粉碎、缩分。

检品取量。

②　检品最低取样量，取决于下列条件：

颗粒愈大，最低取样量应愈大。

药品均匀度愈差，最低取样量应愈大。

分析要求准确愈高，允许误差愈小，最低取样量应愈大。

③　鉴别

感官检查检查外形特征如色、臭、昧等。

物理常数测定及光谱分析如相对密度、折光率、比旋度及紫外、红外光谱分析等。

化学特性试验是根据检品化学的结构特征与试剂产生反应，以示鉴别。常采用的方法有：试管法、点滴反应、显微结晶反应及荧光反应法等。

④ 检查

一般检查其氯化物、硫酸盐、铁盐、重金属、砷盐、水分、鞣质、草酸盐及蛋白质等。常用的制剂则可按不同剂型做规定项目的检查。

⑤ 含量测定

药品经鉴别及检查后,方可按各有关项下规定的方法做含量测定。

⑥ 注意事项

检验人员操作时须谨慎仔细,并随时详细、真实而整洁地做好检验记录。

记录的内容可按不同需要而定,一般包括:检品名称、规格、制造日期、批号,检验目的、送检数量,包装。并记录检验方法,检验者、校对者等项。

检验人员每当检验完毕,要经详细校对,填写检验报告。并注明"可供药用","可供注射用"或、"检验不合格"等字样。

报告单需有检验者,校对者的签署,文字均应书定清晰不得涂改。

检验报告单有固定的格式,检验者需要认真如实填写,试验报告单一式两份,经盖章签字后一份留档。

(4) 药检室一般检查项目

① 一般金属盐类、重金属盐类、氨基酸类、蛋白质类和甾体类等。

② 中草药成分的一般鉴别检查。

③ 热原检查(兔法、内毒素鲎定性试验)。

④ 无菌检查。

⑤ 毒性试验。

⑥ 局部刺激试验。

⑦ 溶血实验。

⑧ 过敏实验。

这些实验项目都有规范的操作方法,可以按照《中华人民共和国药典》《医院制剂手册》或参考有关资料进行操作。

4. 药品储藏和采购部门

【实习目的】

通过药品储藏和采购部门的实习,使毕业生对医院药品储藏和采购管理有了深刻的认识和体会,能够让学生掌握医院药品购、销、存整个的管理过程。更能让同学了解药品的采购、储藏保管在整个医院药品管理中的重要性。

【实习要求】

(1) 掌握药品(包括中药材)储藏管理流程。

(2) 掌握药品(包括中药材)仓储管理规定。熟悉药材保管,储藏的注意事项,包括入库前的检查药材在仓库中的存放及仓库的管理。了解药品经营质量管理规范。

(3) 熟悉常用药品(包括中药材)的性质,特殊药品的储藏管理,包括特殊中药:含有毒剧成分中药,如马钱子、生乌头;含挥发油的芳香性中药,如薄荷、肉桂、丁香;多含有黏液质的吸湿性中药,如知母、天门冬、麦冬、生地、怀牛膝、潞党参;富含淀粉、蛋白质、脂肪等营养成分的营养性中药,如党参、黄芪、白芷、枸杞、括楼、杏仁、桃仁、鸡内金等以及新鲜石斛等的储藏、保管方法。

(4) 了解医院药品的微机化管理系统和医院信息管理系统。

(5) 了解医院药品(包括中药材)的计划采购程序,验收、发放程序。

(6) 了解药品、中药和中药材储藏保管中常发生的几种变质现象,如虫蛀、生霉、变色、走油等。

【实习内容】

医院所用药品种类繁多、范围较广,为能及时、安全、优质保障临床用药,药品库房实施规范化、标准化和制度化综合管理尤为重要,药品仓储的管理直接影响到医院药品的质量,按照《药品经营质量管理规范》和《医院药剂管理办法》从药品采购、管理、使用的各个环节把好关,才能真正科学地做好药品仓库的管理工作,才能确保药品保质保量地供应,才能更好地为临床服务。随着现在科技发展,微机管理进入医院管理体系,为医院药品储藏保存和管理提供了便利。需要同学掌握本单位的微机管理系统。

在我国,药品经营企业必须遵从《药品经营质量管理规范》,即GSP(英文Good Supplying Practice 缩写),直译为良好的药品供应规范。它是指在药品流通过程中,针对计划采购、购进验收、储存、销售及售后服务等环节而制定的保证药品符合质量标准的一项管理制度。其核心是通过严格的管理制度来约束企业的行为,对药品经营全过程进行质量控制,保证向用户提供优质的药品。医院药品管理同样遵从《药品经营质量管理规范》。

医院药品管理分成采购管理、生产管理、仓储管理和发放管理,入库管理、出库管理和发放管理属于过程管理(图2-9)。仓储就是在特定的场所储存物品的行为。仓储管理就是对仓库及仓库内的物资所进行的管理,是仓储机构为了充分利用所具有的仓储资源提供高效的仓储服务所进行的计划、组织、控制和协调过程。

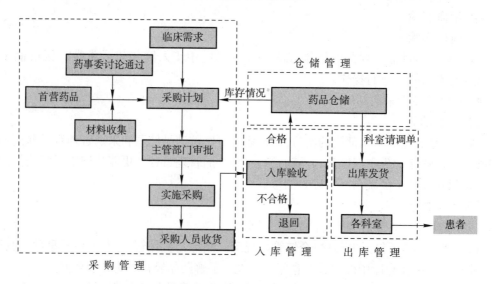

图2-9 医院药学部门药品的采购、储藏和发放管理流程图

(1) 医院药品采购管理

药品采购实行规范化管理,药品采购包括中草药、中成药、西药及制剂用原辅料、包装材料等。医院药品采购分成常用普药采购和新药采购,采购计划由临床科室提出用药要求,仓储部门根据医院用药习惯和往年用药情况结合库房药品储存情况制定,药品采购计划以表格形式提出,一式三份(采购员、药剂科主任、审计科各一份),交由药剂科主任修改审核后,再交主管院长签字同意,药品采购员负责采购计划的实施;任何人不得私自向外发出计划,亦不能接受无计划送货。药品采购实行政府网上采购,采购过程必须有院纪检、监察或审计现场进行程序性监督,药剂科药品采购员必须提前一天通知院纪检、监察或审计,以便于工作安排。监督是否执行同一厂家、同一品种、同一规格网上最低价采购,对不符合规定者,院纪检、监察、审计可否决。

① 药品采购必须坚持如下基本原则

坚持正宗、优质、品牌原则,坚持低价原则;坚持对方的配送时间长短、伴随服务质量、小品种供应能力与采购量相平行原则,坚持按计划采购原则,急救药品、特殊药品临时采购便捷原则。

药品采购员负责药品采购管理,从药品采购计划的实施、审核、落实,到与药品采购相关的原始资料的审批、报销、管理;对药品采购工作的总结,内容包括:当月采购实价金额和零售金额、当月出库金额和销售金额及当月库存金额;当月引进、停购药品名称和总的品规数;当月抗生素药品零售金额排名前 10 位的品种;欠款情况以及及时以书面表格的形式向药房及相关科室通报新药信息。

② 新药采购和管理

引进的新药(该医院没有使用过的药品)必须建立新药档案。抗生素引进须交医院药事委员会讨论,按药物分类、分代确定基本品种个数。新药的引进程序为:

临床药学室审查登记→相应临床科室主任提出申请→药剂科科内初评→医院药事委员会评审→主管院长审核→药事委员会主任(院长)审批→药品采购员采购→采购员将药品采购信息通知申购临床科室主任和相应调剂部门。

(2) 药品的入库管理

医院药库管理人员、药品采购人员、药品质量检查人员会同药品供应商依照药品采购合同、随货同行单办理药品的验收、核对、入库手续,药库保管员按保管程序和职责对入库药品质量、数量严格把关,药库保管员应严格药品入库手续,收集相关检验报告,并负责装订成册。药品入库应按《药品管理法》做好入库记录。对不符合要求的药品应拒绝入库,同时向药品采购员报告,由采购员及时作出退货或换货等处理,采购员不能作出处理的及计划外的药品应向药剂科主任报告。

(3) 药品的出库管理

药品发放应该以出库单(由各用药部门填写的请领单而生成的药品出库的单据)为依据,按先产先出、近期先出、按批号发货的原则出库。如"先产先出"与"近期先出"出现矛盾时,应优先遵循"近期先出"的原则。库管人员发货完毕后,在发货单上签字,将货交给复核员复核。复核员应按发货清单逐一核对品种、批号,对实物及包装进行质量检查和数量、项目的核对。复核项目应包括:品名、剂型、规格、数量、生产厂商、批号、生产日期、有效期和发货日期等项目,核对完毕后应填写出库复核记录。为规范药品出库管理工作,确保医疗机构使用的药品符合质量标准,杜绝不合格药品流出,药品出库时必须进行复核,在出库复核与检查中,复核员如发现以下问题应停止发货,并按规定及时报告处理:药品包装内有异常响动和液体渗漏,外包装出现破损、封口不牢、衬垫不实、封条严重损坏等现象,包装标识模糊不清或脱落,药品已超出有效期。下列药品不得出库:过期失效、霉烂变质、虫蛀、鼠咬及淘汰药品,内包装破损的药品,瓶签(标签)脱落、污染、模糊不清的品种,怀疑有质量变化、未经质量管理部门的明确质量状况的品种,有退货通知或药监部门通知暂停使用的品种。

(4) 药品的仓储管理

医院药品仓储一般分成中药库房、西药库房、冷藏库房和特殊药品库房。

为了保障医院用药的安全性、有效性,根据《医疗机构管理条例》及《实施细则》、《中华人民共和国药品管理法》及《实施条例》、《药品经营质量管理规范》等法律法规对医院药库进行规范化管理。

采购药品经验收合格后入库,上账登记,根据药品仓储管理细则进行分库存放,规范管理。

① 色标管理

为了有效控制药品储存质量,应对药品按其质量状态分区管理,为杜绝库存药品的存放差错,必须对在库药品实行色标管理。

药品质量状态的色标区分标准为:合格药品为绿色,不合格药品为红色,质量状态不明确药品为黄色。

按照库房管理的实际需要,库房管理区域色标划分的统一标准是:待验药品库(或区)、退货药品库(或区)为黄色,合格药品库(或区)、中药饮片零货称取库(或区)、待发药品库(或区)为绿色,不合格药品库(或区)为红色。三色标牌以底色为准,文字可以白色或黑色表示,防止出现色标混乱。

② 搬运和堆垛要求

应严格遵守药品外包装图式标志的要求,规范操作。怕压药品应控制堆放高度,防止造成包装箱挤压变形。药品应按品种、批号相对集中堆放,并分开堆码,不同品种或同品种不同批号药品不得混垛,防止发生错发混发事故。

③ 药品堆垛距离

药品货垛与仓间地面、墙壁、顶棚、散热器之间应有相应的间距或隔离措施,设置足够宽度的货物通道,防止库内设施对药品质量产生影响,保证仓储和养护管理工作的有效开展。药品垛堆的距离要求为:药品与墙、药品与屋顶(房梁)的间距不小于 30 cm,与库房散热器或供暖管道的间距不小于 30 cm,与地面的间距不小于 10 cm。另外仓间主通道宽度应不少于 200 cm,辅通道宽度应不少于 100 cm。药品码放不能倒置。

④ 分类储存管理

企业应有适宜药品分类管理的仓库,按照药品的管理要求、用途、性状等进行分类储存。可储存于同一仓间,但药品与食品及保健品类的非药品、内用药与外用药应分开不同货位存放。易串味的药品、中药材、中药饮片、特殊管理的药品以及危险品等应专库存放、不得与其他药品混存于同一仓间。

⑤ 温湿度条件

应经常保持药品库内,干净整洁,定期通风,做到"五防",防潮、防虫、防火、防盗、防霉变;常温库、低温库、冷藏库每日记录温度、湿度,发现异常及时处理。

应按药品的温、湿度要求将其存放于相应的库中,药品经营企业各类药品储存库均应保持恒温。对每种药品,应根据药品标示的储藏条件要求,分别储存于冷库(2~10 ℃)、阴凉库(20 ℃以下)或常温库(0~30 ℃)内,各库房的相对湿度均应保持在45%~75%之间。

企业所设的冷库、阴凉库及常温库所要求的温度范围,应以保证药品质量、符合药品规定的储存条件为原则,进行科学合理的设定,即所经营药品标明应存放于何种温湿度下,企业就应当设置相应温湿度范围的库房。如经营标识为15~25 ℃储存的药品,企业就应当设置15~25 ℃恒温库。

对于标识有两种以上不同温湿度储存条件的药品,一般应存放于相对低温的库中,如某一药品标识的储存条件为:20 ℃以下有效期3年,20~30 ℃有效期1年,应将该药品存放于阴凉库中。

⑥ 药品库房应建立完整的药品明细账目(包括手工账目和计算机账目),并做到账账相符,账物相符。应定期盘点库存,并将盘库情况和结果详细记录。管账与管物、采购与库房保管等工作应该分别由专人担任。各种账册、入出库单据、领药单据等应分类妥善保管,保留三年以备查,超过保存期的账册、单据,经报主管院长同意后,统一销毁并应有记录。

⑦ 药库要建立安全制度,应单独设置化学危险品库房,用于存放化学试剂、易燃易爆品和医疗用消毒剂。库房内外应配备齐全的消防灭火和防爆器材,应有良好的通风设施。

⑧ 特殊药品的管理

对于毒、麻、限、剧、精神药品,实行"五专":专人、专柜(库)双锁、专账、专册、专用处方。保管:对于易燃易爆、放射性药品应分库保管,定时检查。

⑨ 中药材、中药饮片储存

应根据中药材、中药饮片的性质设置相应的储存仓库,合理控制温湿度条件。对于易虫蛀、霉变、泛油、变色的品种,应设置密封、干燥、凉爽、洁净的库房;对于经营量较小且易变色、挥发及融化的品种,应配备避光、避热的储存设备,如冰箱、冷柜。

对于毒麻中药应做到专人、专账、专库(或柜)、双锁保管。

⑩ 要定期对库房进行盘点和检查,主要核对药品数量是否账物相符;效期药品是否快到期;急救、紧缺药品是否能满足临床供应;药品、药材是否有虫、鼠害,是否有发霉变质和破损,污染等等。

⑪ 效期药品管理

药品有效期的表示方法:药品有效期的计算是从药品生产日期(以生产批号为准)算起,列有效期至终止日期。其表示方法有:直接表明有效期,如有效期2012年10月,意为2012年11月1日药品不准使用;生产日期推算,如批号为11040003,生产日期2011年4月11日,注明有效期为3年,可推算该药品2014年4月12日不准使用;直接注明失效期,如失效期为2014年5月,意为该药品2014年4月30日后不准再使用。

欧洲大部分国家日期按日-月-年排列,美国按月-日-年排列,日本按年-月-日排列。

有效期药品的管理:购进药品按批号码放或上架存放,出库时"先产先出、近期先出、按批发放",如有过期,按制度进行处理,不能发放给患者使用。

⑫ 药库安全制度

药品库房的门窗向外开,保持良好通风。窗户应装毛玻璃或白铅油,防止日光晒入。

医院药库房应独立设立,不得与门诊、病房等人员密集场所相邻。乙醇、甲醛、乙醚丙酮等易燃、易爆危险性药品应另设危险品库,并与其他建筑物保持符合规定的安全距离,危险药品应按化学物品的危险分类原则及分类隔离。

室内温度保持在35 ℃以下,在夏季对低沸点的药品要采取降温措施。

要及时处理废旧包装物品,不得在室内堆放。

存有大量种草药库,应定期摊开,注意防潮,预防发热自燃。

药库内禁止烟火,库内电器设备安装、使用应符合防火要求,药库内不得使用60 W以上的白炽灯、碘钨灯、高压汞灯及电热器具。灯具周围0.5 m内及垂直下方不放有可燃物,药库用电应在库房外值班室内设置热水管管道或暖气片,如必须设置时,与易燃可燃药品保持安全距离。

下班前必须安全检查,切断电源,关闭好门窗,启动电子报警装置。

5. 临床药学部门

【实习目的】

通过医院实习和实际操作训练,可使学生了解临床药学理论知识在医院的实际中如何应用,进一步巩固和掌握了临床药学的基本理论、基本知识和基本技能,了解临床药师在医院工作任务、工作职责和工作内容,提高独立工作和科研实践的能力。培养学生创新意识和严谨踏实的科学工作作风。达到从普通学生到临床药师过渡的培养目的。

【实习要求】

(1) 参与医院开展的临床药学工作,包括了解治疗药物血药浓度检测(TDM)的概念和意义,掌握医院常规检测药物的检测方法;跟随医师到临床为患者提供服务,做好信息咨询;建立药历和开展处方分析;结合临床研究合理用药、新药临床试验和药品疗效评价工作;收集药物安全性信息,并提出需要改进和淘汰药品品种的意见;了解新药临床研究与评价的内容及方法,熟悉药物临床试验的分期及各期临床试验的方法;了解临床药物代谢动力学及生物等效性研究的基本方法;了解开展药物不良反应监测的作用,熟悉药物不良反应检测的基本方法。

(2) 运用药物经济学的理论与方法,研究医院药物资源利用状况。用药物经济学的研究方法对医院药品使用情况进行评价或对某一药品评估,分析用药趋势。

(3) 参与医院结合临床开展的中、西药新制剂、新剂型、药代动力学和生物利用度等的科研工作。

(4) 熟悉药品检验依据——国家药品标准、地方药品标准以及其他与药品检验有关的工具书的查阅方法。

(5) 熟悉检品的取样及留样观察制度;熟悉对检品进行检验的常规方法;熟悉药品检验常用仪器的性能和用法,了解现代分析技术的发展;熟悉检品分析的一般程序,检验报告的格式和正确填写方法。

(6) 了解国内外临床药学发展情况。

对于临床药学类专业学生还要求如下:

（1）熟悉临床各科室（特别是内、外、妇产、小儿科）工作制度和临床查房程序。

（2）熟悉药历书写格式、医嘱书写格式，掌握各种临床检验单据和数据的意义，分析、审核治疗药物处方组合的合理性。

（3）熟悉新上市药品的药理作用，用药剂量、不良反应、药物价格等，时常了解新药的最新动态。

【实习内容】

临床药学（Clinical Pharmacy）是以患者为对象，研究药物及其剂型与病体相互作用和应用规律，探讨合理用药，以确保患者的用药安全、有效与合理的一门综合性学科。

临床药学的任务：一是向临床医师提供合理用药的信息。二是在医院临床治疗工作中推广临床药学。三是把处方、病案分析确定为考核医生的项目之一，处方、病案分析不仅是临床药师赖以发现药物与人的关系的窗口，也应是考核医师的重要项目之一。四是临床药师的观测结果为评价新老药品提供了科学依据。五是临床药学面临的问题要研究合理给药方案，就需要测定血药浓度。六是指导临床合理用药。

临床药学研究的几个方面：不合理处方、病案分析，血药浓度的检测，药动学研究，药效学研究，药学经济学研究，抗生素合理应用研究，药源性疾病研究，药物的相互作用和不良反应研究，药物的中毒与解救研究，药物的新用和淘汰研究，临床药物利用度评价等。

（1）合理用药

正确地选择和使用药物，是临床药学工作者的一项重要任务。临床药师可以运用其药物知识，最新药物信息资料和药物检测手段，在用药和品种选择上提出意见，供临床医师制定药物治疗方案时参考。

① 抗生素合理用药，抗生素可分时间依赖性和浓度依赖性两大类，前者的药效取决于患者血药浓度维持在大于最低抑菌浓度（Minimal Inhibitory Concentration，MIC）以上的累计时间占 24 小时的百分比，要求 40% 以上的时间血药浓度大于 MIC。如 β - 内酰胺类药物，应根据药物的半衰期，给予一定的给药次数，而不是强调提高单次给药剂量。对于浓度依赖性抗生素，疗效取决于最高血药与 MIC 的比值，如氨基糖苷类和大环内酯类抗生素，这类药物一般每天给药一次就可以。

② 在药物治疗时应考虑：

患者是否需要药物治疗？

预期的治疗结果是什么？

选择什么药物具有这种治疗作用？

制定什么样方案才能达到这种治疗目的？

剂量、用法、给药途径、疗程？

（2）治疗药物监测（TDM）

TDM 是指在临床进行药物治疗过程中，观察药物疗效的同时，定时采集患者的血液（有时采集尿液、唾液等液体），测定其中的药物浓度，探讨药物的体内过程，以便根据患者的具体情况，以药动学和药效学基础理论为指导，借助先进的分析技术与电子计算机手段，并利用药代动力学原理和公式，使给药方案个体化。从而达到满意的疗效及避免发生毒副反应，同时也可以为药物过量中毒的诊断和处理提供有价值的实验室依据，将临床用药从传统的经验模式提高到比较科学的水平。这是临床药学工作的一个重要方面,也是药物治疗学的重要内容。

　　TDM 历程如下:治疗决策(医师/临床药师)→处方剂量(医师/临床药师)→初剂量设计(医师/临床药师)→调剂(药师)→投药(护师/药师)→观察(医师/临床药师/护师)→抽血(医师/临床药师/护师/检验师)→血药浓度监测(临床药师/检验师)→药动学处理(临床药师/医师)→调整给药方案

　　① 制定给药方案

　　采用不同的手段来研究体液,特别是血液中药物浓度与疗效和不良反应关系,制定最佳给药方案。

　　药物的安全范围有多大?

　　有效浓度和中毒浓度是多少?

　　是否需要血药浓度监测?

　　可能产生何种不良反应,如何防治?

　　在确认投药后利大于害时,再执行治疗。

　　例如:氨茶碱注射液静滴过快或浓度过高(血浓度 > 25 μg/mL)可强烈兴奋心脏,引起头晕、心悸、心律失常、血压剧降,严重者可致惊厥。

　　② 患者用药史

　　入院开始记录,要培训能作出一个全面的用药史能力,这需要有扎实的医学基础及参加查房与医师和患者交流的能力。

　　③ 需要进行治疗监测的药物。

　　血药浓度与药效关系密切的药物。

　　治疗指数低,毒性反应强的药物(地高辛、茶碱、抗心率失常药、氨基糖苷药、抗癫痫药、锂盐等)。

　　有效治疗浓度范围已确定的药物。

　　具有非线型动力学特性的药物如苯妥英。

　　药物的毒性反应与疾病的症状难以区分时,是给药量不足,还是过量中毒,如地高辛;

　　用于防治慢性疾病发作的药物,不容易很快判断疗效,通过测定稳态血药浓度可适当调整剂量(如茶碱、抗癫痫药、抗心率失常药)。

　　患有心、肝、肾和胃肠道等脏器疾患、可影响药物吸收、分布、代谢和排泄的体内过程、血药浓度变化大的药物。

　　在个别情况下确定患者是否按医嘱服药的药物等。

　　当前,临床经常使用的药物中,需要进行监测的药物大致有几十种。常见监测品种有:庆大霉素、阿米卡星、奈替米星、妥布霉素、万古霉素、氯霉素、环孢霉素 A、他克莫司 FK506、卡马西平、苯妥英、苯巴比妥、戊巴比妥、扑米酮、丙戊酸、地高辛、甲基地高辛、洋地黄毒苷、利多卡因、普鲁卡因胺、N－乙酰普鲁卡因胺、奎尼丁、丙吡胺、阿米替林、丙米嗪、锂盐、甲氨蝶呤等。

　　它们具有下列特点:

　　治疗指数低、安全范围窄、治疗浓度范围与中毒浓度很接近,如地高辛。

　　药物无一明显的、可观察的治疗终点或指标无及时的、易观察的、可预知疗效的临床指标去调整剂量。如抗癫痫药物。

剂量、药物作用之间的关系不可知,同一剂量不同患者可出现有效、无效、中毒等不同反应。如苯妥英。

药物中毒与无效时均危险。如抗排异药物。

药物血药浓度与临床作用、中毒之间有一个较好的关系。

TDM 实验室可较快的提供血药浓度结果且费用低。

④ TDM 的适应证应严格把握,排除不合理的 TDM 的申请

有时用药目的也决定是否需要监测血药浓度。例如:氨基糖苷类药物用于严重感染常需监测,当低剂量用于轻度感染和尿路感染时不必监测,在这种条件下中毒危险小且治疗失败的结果不严重。另一个例子是利多卡因,短时静滴时可依靠室早发生频率来调整给药速度,治疗终点容易确定,疗程短,中毒危险小。然而许多临床专家建议对利多卡因整个过程监控,因为存在治疗失败的巨大危险。药师与临床医师应相互学习。

(3) 药学监护

药学监护(Pharmaceutical Care ,PC)目前已受到世界各国的重视,世界卫生组织(WHO)于 1988 年在新德里会议上提出"药学监护"是药师职业的准则。

其主要精神为:

① 药师的一切活动都是为了患者的利益,通过提供药物治疗。

② 应与医师、护师通力合作,最佳地利用有限的治疗,解决患者与药物相关的问题。

③ 药学监护在具体实践中包括面向患者和面向社会两个方面,开展药物经济学、药物流行病学等方面的研究。

(4) 药物不良反应监测

世界卫生组织 1968 年给药物不良反应(Aderverse Drug Reactions, ADR)的定义:"在疾病的预防、诊断、治疗或人体的机能恢复期,药物在常用量时发现的有害非预期反应,称为药物的不良反应。"

不良反应世界上发生情况:20 世纪 60 年代初"反应停事件",由于妇女在怀孕期间服用当时认为安全有效的药物——反应停,导致海豹型婴儿出生率大量增加,以西德为严重,殃及的婴儿有 1 万名以上。据报道,因药物不良反应而住院的患者占住院患者的 0.3% ~5.0%,有 10% ~20% 的住院患者容易患药源性疾病。0.24% ~2.9% 的住院患者死亡原因是由于药物不良反应而造成的。

(5) 药物相互作用研究

药物相互作用是指同时或者先后使用两种或两种以上药物,由于他们之间的相互影响或干扰,改变了一种药物原有的理化性质、体内过程和组织对药物的敏感效应,从而改变了药物的药理效应或毒性效应,使药效增强或副作用减轻,也可使药效减弱或出现不应有的毒性和副作用。

(6) 药物信息的收集与咨询服务

(见第二章第二节"药学信息部门")

临床药学部门负责全院药品安全、使用的检测、监督、评价和分析工作,所以从事临床药学工作的药师一般具有丰富的临床用药经验和很高的临床药学专业知识。

依照处方书写规范和分析原则(前节叙述),分析中西药不合理处方5~10张,学习临床上常见的不合理用药例证。

依照临床常见配伍禁忌和中药西药配伍禁忌,比如:消渴丸和格列吡嗪控释片合用;麻黄等含生物碱的中药核士的宁、阿托品、麻黄碱等配伍;含麻黄碱的药物和降压片、降压灵、利血平等药品合用,或与氯丙嗪、非那根、巴比妥等药物配伍均为不合理配方。

临床药学专业毕业实习时间和内容

毕业实习时间

安排:表2-2

实习部门与实习内容

了解医院的组织结构和工作内容。临床轮转阶段,熟悉医院内科、外科、妇产科、儿科四大科常见病、多发病,熟悉疾病治疗药物的药理作用和特性;药学实践阶段(见医院实习临床药学部门),了解医院药学部门的组织结构和工作内容,熟悉各部门工作制度和职责,掌握医院常规治疗药物血药浓度的检测方法,掌握新药临床试验和药品疗效评价工作;收集药物安全性信息,并提出需要改进和淘汰药品品种的意见等。

临床轮转阶段:

【内科、外科、妇产科、儿科四大科】

以疾病为主线,以药物治疗为核心,参与临床查房,全面加强和提高学生的临床用药水平。学生轮转科室:内科、外科、妇产科、儿科四大科。要求学生在每个科室至少跟踪一个患者的情况(内科2~4人),负责检查和解决所有药学相关性问题,协助医生选择最佳治疗方案。

(1) 掌握临床查房程序和工作程序,药历书写格式、病历医嘱书写格式;各种临床检验单据和数据的意义,分析、审核治疗药物处方组合的合理性。

(2) 熟悉临床专科疾病病生理名词、意义、指标和药物治疗原则。

(3) 熟悉常见疾病用药原则和药物治疗原则(合理用药、安全用药)。

(4) 熟悉新上市药品的药理作用,用药剂量、不良反应、药物价格等;时常了解新药的最新动态。

(5) 查阅专科疑难病历20~30份,学习建立相应的药历10~15份。

(6) 了解医院微机系统(电子病历系统)。

医院临床药师临床工作流程见表2-6。

表2-6 医院临床药师临床工作流程表

	工作内容	解决问题
查房前	调阅患者的最新病历,了解患者的病情变化和用药情况,观察结果,思考并制定初步的用药治疗方案	对患者建立最好的药物治疗目标,对将被选用的药物疗效和不良反应做出前瞻性预测。制定药物治疗初步方案
查房时	与医生一起询视患者,对临时医嘱和长期医嘱进行审核,根据ADR药物相互作用提出用药治疗建议和方案。书写患者药历书	帮助医生确定最佳合理的药物治疗方案,确定最佳药物疗效费用比,实现个体化用药,监督医生患者合理用药
查房后	就查房中遇到的问题,查阅资料,指导医生和患者用药,接受医生和患者用药咨询	指导医患合理用药

药历的作用：

药历的作用在于保证患者用药安全、有效、经济,便于药师开展药学服务。

书写药历(Medication History)是药师进行规范化药学服务的具体体现。药历是客观记录患者用药史和药师为保证患者用药安全、有效、经济所采取的措施,是药师以药物治疗为中心,发现、分析和解决药物相关问题的技术档案,也是开展个体化药物治疗的重要依据。书写药历要客观真实地记录药师实际工作的具体内容,咨询的重点及相关因素。此外还应注意的是,药历的内容应该完整、清晰、易懂,不用判断性的语句。

药历的主要内容：

药历是药师为参与药物治疗和实施药学服务而为患者建立的用药档案,其源于病历,但又有别于病历。药历由药师填写,作为动态、连续、客观、全程掌握用药情况的记录,内容包括其监护患者在用药过程中的用药方案、用药经过、用药指导、药学监护计划、药效表现、不良反应、治疗药物监测(therapeutic drug monitoring,TDM)、各种实验室检查数据、对药物治疗的建设性意见和对患者的健康教育忠告。

药历的格式：

SOAP 药历模式是指患者主诉(subjective)信息,体检(objective)信息,评价(assessment)和提出治疗方案(plan)模式;TITRS 药历模式指主题(title),诊疗的介绍(introduction),正文部分(text),提出建议(recommendation)和签字(signature)模式。

2006 年年初,中国药学会医院药学专业委员会结合国外药历模式,发布了国内药历的书写原则与推荐格式,具体如下。

（1）基本情况　包括患者姓名、性别、年龄、出生年月、职业、体重或体重指数、婚姻状况、病案号或病区病床号、医疗保险和费用情况、生活习惯和联系方式。

（2）病历摘要　既往病史、体格检查、临床诊断、非药物治疗情况、既往用药史、药物过敏史、主要实验室检查数据、出院或转归。

（3）用药记录　药品名称、规格、剂量、给药途径、起始时间、停药时间、联合用药、不良反应或药品短缺品种记录。

（4）用药评价　用药问题与指导、药学监护计划、药学干预内容、TDM 数据、对药物治疗的建设性意见和结果评价。

教学药历书写及检查要点：

（1）由学员使用蓝色水笔填写,不可用圆珠笔书写,可以使用电子版。所有项目填写时应使用规范的专业术语,字迹清晰,信息完整、准确。

（2）既往病史、既往用药史、家族史项下主要填写本次入院以前的内容。伴发症和伴随用药指入院时仍需治疗的疾病及其用药。

（3）临床诊断要点除病史、症状、体征外,还应包含对相关检查医学检验、影像学检查项目报告及分析。

（4）药物治疗日志由学员书写,一般每 3 天写 1 次,危重患者随时写。并注明记录时间(年、月、日),危重患者要记录时刻。

（5）药物治疗日志记录内容应包括：

① 首次病程记录。

② 患者病情变化与用药变更的情况记录(含治疗过程中出现的新的疾病诊断、治疗方案)。

③ 对变更后的药物治疗方案的评价分析意见与药物治疗监护计划。

④ 用药监护计划的执行情况与结果。

⑤ 会诊记录。

⑥ 药师介入情况与效果。

(6) 每次记录应有学员签名。

(7) 药学带教老师每周不少于两次对药物治疗日志进行批改,并用红色笔填写点评意见(电子版可用批注形式)。

(8) 临床带教老师每周不少于一次对药物治疗日志进行批改,并用红色笔填写点评意见(电子版可用批注形式)。

(9) 治疗终结后,由学员填写完成首页内容,并作药物治疗总结;临床带教老师与药学带教老师分别就整份药历做出评语。

病历的阅读:

病历是指医务人员在医疗活动过程中形成的文字、符号、图表、影像、切片等资料的总和,包括门(急)诊病历和住院病历。住院患者病历内容包括住院病案首页、入院记录、病程记录、手术同意书、麻醉同意书、输血治疗知情同意书、特殊检查(特殊治疗)同意书、病危(重)通知书、医嘱单、辅助检查报告单、体温单、医学影像检查资料和病理资料等。作为临床药师应该能熟练的读懂患者病历,了解医生治疗的思路和方案,审核用药的合理性、有效性和经济性。

药学实践阶段:

本阶段的实习主要以全面了解医院药学为主线,以药品的安全、合理使用为核心,强化药物质量和安全意识,了解医院药学部门的任务与组织结构,药剂人员的职责;熟悉医院药剂工作的各项管理制度(如:调剂工作制度、制剂工作制度、毒药和限制性剧毒药管理制度及贵重药品管理制度等);掌握各种常用制剂的制备方法(如汤剂、合剂、丸片剂、冲剂、输液、针剂等)和质量检验方法和医院购入药品的质量控制方法;掌握医院常规治疗药物浓度的检测方法;熟悉临床常用药物的处方组成和主要成分;熟悉常用药物的配伍禁忌;为患者做好信息咨询服务,建立药历和开展处方分析。

如果有条件的学校在医院实习后,可以安排学生去"药品不良反应中心"去实习 1~2 周时间。

药品不良反应中心的主要工作和任务:承办药品不良反应监测、药物滥用监测和医疗器械不良事件监测工作。

承担药品、药物滥用、医疗器械不良反应资料的收集、管理、分析、评价、上报工作,对辖区药品、药物滥用、医疗器械不良反应监测工作进行业务指导。

承办药品、药物滥用、医疗器械不良反应监测信息网络的建设、运转和维护工作。

组织药品、药物滥用、医疗器械不良反应监测领域的交流与合作。

组织药品、药物滥用、医疗器械不良反应监测方法的研究。

负责药品不良反应监测网络管理平台的软硬件维护及数据规整管理。

组织药品上市后再评价工作。

6. 药学信息部门

【实习要求】

（1）掌握药物不良反应报告制度和程序。

（2）掌握常用药物、医疗器械安全使用方法和国家相关法律法规。收集、整理、评价药物器械安全性信息，并提出需要改进和淘汰药品品种的意见。

（3）了解常用药物不良反应的品名。分析出现不良反应的原因，及时在相关集刊报告不良反应。

【实习内容】

（1）基本知识

① 药学信息（Drug Information）也称为药物信息或药品信息，是指预防、诊断、治疗的药物、器械知识、资料和讯息的集合。

在医院药学部门为医患者和大众所从事有关药学信息的收集、保管、整理、分析、传递和应用工作，称为医院药学信息服务。

② 医院药学信息服务的目标

总目标：指导合理用药，收集药物安全性和疗效信息，建立药学信息系统，提供用药咨询服务。从而提高医院合理用药水平（提高人民生活质量），改善药物治疗的结果（最终目标），体现药师的专业价值，避免法律纠纷。最终目标：改善药物治疗的结果，即确保药物治疗获得预期的令人满意的结果。

③ 医院药学信息服务的内容

药学信息的收集、管理、保管和评价，将这些药学信息进行分析评价并向患者、临床医务人员提供药学信息服务；建立和维护处方集；参与药品不良事件的报告和分析，对药品的使用进行评价；改善患者和医疗服务者的行为方式，以支持合理用药；对医师、护士、药学学生和其他药学工作者进行教育和培训；各医院药学之间的信息合作等。

（2）药学信息的收集、评价和应用

① 收集

医院药学信息可有不同的途径收集，我国现阶段主要的途径来源为：有关药事法规的药学信息，国家制定的药品标准和批准的药品器械说明书，相关参考书，相关期刊，药物信息部门、国家药监部门，数字化药学信息、互联网上有关药品器械信息以及药品器械生产企业提供的相关信息。

② 评价

药物毒性信息评价，包括药物毒理知识、副作用、有害的相互作用等方面的信息，这些信息是药物安全使用过程中必须掌握的，如果文献有所提及，对这类信息应高度重视，除非有权威的科学研究证明其信息。

在评价药学信息时，要确认信息文献来源的可信性和权威性，一般来源于权威机构信息源的信息可信度较高。

对于在我国已经上市的新药，使用时要特别慎重，密切监测临床的使用情况，对照相关信息资料，评价效果和不良反应与资料上的是否吻合，如有异常反应情况应立即停药，分析原因,报告结果。

还有一些新药在国外可能已经有很多研究和个案报告,这些信息也值得关注。

治疗同一种疾病往往有多种药物器械可供选择,这时,应分析不同药物器械的优缺点,重点评价药品器械的价格、药物器械的质量以及治疗效果等,同时也要考虑治疗目的和患者的身体状况等。

对同一药品不同品牌的药品器械价格和质量的评价,品牌药械企业信誉的评价等都是药品器械信息评价的重要部分。

③ 服务对象

医务人员是药学信息服务的主要对象。医务人员常常有很多药械方面的问题需要得到答案,这些问题涵盖了患者治疗的全过程。医院药学信息服务往往能够解决他们的问题,为他们提供药学治疗方面的服务。

患者是药学信息服务的核心。患者用药教育是药学信息服务的内容之一。为医务人员的服务是间接地向患者提供服务。药师直接或间接地向患者提供药学信息服务正越来越受到患者的重视,药师来临床了解患者的病情和治疗效果,同时为医务人员提供用药建议和服务,向患者解释药物治疗中的有关问题,教育患者正确使用药物,帮助患者提高对治疗的依从度,最大限度的提高药物治疗的效果,达到治愈患者的目的。

④ 应用

根据医院药械使用情况,经信息的收集、整理、分析定期或不定期出版有关药学信息的内部药讯。以提高医务人员工作效率,减少误治和不必要的医药事故,减少患者痛苦,减轻患者家属负担,节约社会医药资源。药讯的内容包括:新药介绍、老药新用、新的治疗方法、新发现的药物的相互作用、药物评价、同类药物的效价对比、不同企业药品的质量检查报告、药品和药械的药政法规、药事管理委员会的通报和动态、药品价格变动变化、药械不良反应通报、效期通报、用药常识教育、用药解答,等等。

根据科学的评价和筛选,编写符合本医院实际用药情况和特定的处方集。作为医院医务人员临床的药学手册。处方集应遵循安全、有效和经济的原则。

一名经验丰富的药师可以为医务人员、患者和大众提供药械咨询服务。在查阅可靠文献,阅读大量资料,掌握可靠信息的基础上,以解决患者提出的问题,提供药学治疗的建议,指导临床合理、安全、有效的用药。

(3) 药械不良反应报告

国家食品药品监督管理局,主管全国药品不良反应监测工作。

不良反应监测范围:新药监测期内的药品,应报告该药发生的所有不良反应;新药监测期已满的药品,报告其新的和严重的不良反应。进口药品自首次获得进口之日起 5 年内,报告所有不良反应;满 5 年的,报告该进口药品发生的新的和严重的不良反应。

上报时限:新发现的、严重的不良反应,自不良反应出现之日起 15 日内上报。不良反应死亡病例:及时上报。群体不良反应:立即报告。

三、医院实习所涉及的各部门规章制度、岗位职责和操作程序

下面用表格形式罗列医院药学部门涉及的规章制度、岗位职责和操作程序,实习同学

可以根据实习部门的情况结合实际认真学习。

（一）医院药学各部门岗位职责

医院药学各部门岗位职责目录见表2－7。

表2－7　医院药学各部门岗位职责目录

序号	文件名称	序号	文件名称
1	质量监控管理小组职责	25	药物咨询岗位职责
2	主任岗位职责	26	药学情报室岗位职责
3	秘书岗位职责	27	治疗药物监测岗位职责
4	药品调剂部门配方岗位职责	28	临床药理实验室岗位职责
5	药品调剂部门核发岗位职责	29	药物不良反应监测岗位职责
6	中草药配方岗位职责	30	主任药师职责
7	药品调剂部门值班岗位职责	31	主管药师职责
8	中药煎药岗位职责	32	药师职责
9	中药炮制岗位职责	33	药士职责
10	药品分装岗位职责	34	药剂员职责
11	住院药房调剂岗位职责	35	实习药师(士)职责
12	门急诊静脉药物配置室岗位职责	36	进修药师(士)职责
13	住院病区输液配置室收方、审方、排药、核对岗位职责	37	临床药师工作职责
14	住院病区输液配置室配制、复核、包装岗位职责	38	临床药学人员职责
15	住院病区输液配置室工人岗位职责	39	配方人员职责
16	制剂室职责	40	核发人员职责
17	药物新剂型研究室岗位职责	41	分装人员职责
18	药品采购岗位职责	42	煎药员职责
19	药品保管岗位职责	43	制剂室人员职责
20	输液送药岗位职责	44	药品采购员职责
21	危险药品库药品调配岗位职责	45	药品保管员职责
22	消毒药品保管岗位职责	46	药检人员职责
23	药品质量检验室职责	47	信息资料员职责
24	临床药师工作室岗位职责		

（二）医院药学各部门规章制度

医院药学各部门规章制度见表2－8。

表2-8 医院药学各部门规章制度目录

序号	文件名称	序号	文件名称
1	医院药事管理委员会工作制度	23	药品采购工作制度
2	药剂科工作制度	24	科室药品损耗、报废处理制度
3	医院药品不良反应报告和监测室工作制度	25	领药及核查工作制度
4	质量监控管理小组工作制度	26	麻醉药品、一类精神药品管理制度
5	招标采购药品、使用、管理和监督制度	27	药品有效期管理制度
6	药品调剂部门工作制度	28	消毒药品供应管理制度
7	门诊中药房工作制度	29	危险库管理工作制度
8	处方审核、调配制度	30	临时用药申请范围及审批权限管理制度
9	处方制度	31	突发事件药品供应与管理预案
10	处方保管、销毁制度	32	制剂室工作制度
11	调剂室安全工作制度	33	药品质量检验室工作制度
12	中药饮片煎煮的工作制度	34	临床药学实验室工作制度
13	中药加工炮制室工作制度	35	临床药师参与临床工作制度
14	静脉药物配置室工作制度	36	临床药理研究室工作制度
15	门诊退药管理规定	37	治疗药物浓度监测室工作制度
16	药品报损及销毁规定	38	特殊药品管理室(毒、麻、精神药品)工作制度
17	调剂部门借药工作制度	39	药物合理应用管理使用督察制度
18	差错事故管理和登记制度	40	药学情报室工作制度
19	病区药品基数管理办法	41	药品不良反应监测工作制度
20	中心药房摆药室工作制度	42	实习生管理制度
21	急诊药房值班工作制度	43	进修生管理制度
22	药库管理制度		

(三) 医院药学各部门操作规程

医院药学各部门操作规程见表2-9。

表2-9 医院药学各部门操作规程目录

序号	文件名称	序号	文件名称
1	处方调配操作规程	8	清洁区清洁规程
2	处方调配核对操作规程	9	煎药室人员岗位操作规程
3	中药饮片调剂操作规程	10	药品采购人员岗位操作规程
4	住院药房口服制剂摆药操作规程	11	药库管理人员岗位操作规程
5	住院药房针剂摆药操作规程	12	领发输液及科室公用药岗位操作规程
6	住院静脉药物配置室药物配制操作规程	13	治疗药物监测操作规程
7	门急诊静脉药物配置室药物配制操作规程		

第三节

医药工业企业实习

医药工业企业毕业实习是药学类各专业学校基础理论教学的延续,是药学类专业教育的最重要的环节之一。其基本目的是培养学生综合应用所学的基础理论、专业知识、基本技能应对和解决实际问题,是对书本知识的深化和实践,是对所学理论和技能的综合和系统。通过毕业实习对学生思维能力、创新能力、实践能力和综合能力的一次全面的检验和提升。通过实习同学们可以对企业工作有一个整体的认识和理解,对自己所学的专业有了更清晰的认识。由于药学类专业研究对象的抽象性,学生对专业的职业方向认识是一个由片面到全面,由肤浅到深入,从低级到高级的过程。因此,对于将要走上药学行业执业的药学生而言,毕业实习尤其重要。所以,学生通过实际操作训练,培养能力,发展智力,巩固和掌握专业的基本理论、基本知识和基本技能,提高独立工作和科研实践的能力;了解实习单位各部门的组织和任务,实现从学生到执业者的过渡是毕业实习最基本的目的。

一、医药工业企业组织结构

医药工业企业组织结构见图 2 – 10。

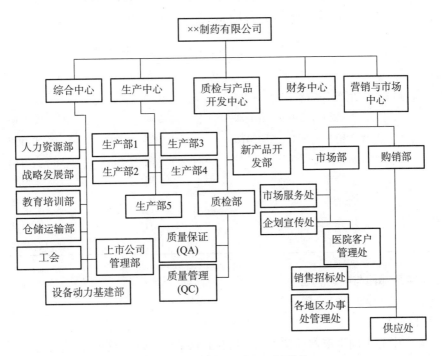

图 2 – 10　医药工业企业组织结构

二、综合毕业实习

（一）医药工业企业实习的总体目的与要求

医药工业企业的实习是药学类专业教学的重要环节。通过制药企业的实习，可使同学们把学到的理论知识在实际工作得到验证和实践，从而进一步巩固和掌握药物制剂、药物制剂质量检验及《药品生产质量管理规范》（GMP）管理基本理论、基本知识和基本技能，初步具备在 GMP 条件下从事药品的制剂能力，具备从事药品质量分析及药物新品开发的能力。

通过药厂各科室车间（工段）的实习，熟悉药厂生产的组织管理、技术管理和质量管理；掌握水丸、蜜丸、片剂、冲剂、注射剂及其他制剂的生产工艺和操作技能；掌握原辅料、半成品包装材料等质量标准和检验方法；掌握产品质量标准和工艺规程的制定；掌握饮片切制、炮制和鉴定的方法；熟悉各类设备的结构原理、性能、使用和保养。为以后步入医药行业打下了坚实的基础。

在明确实习目的的基础上，要求毕业生在思想上要坚持党的基本路线和方针政策，深入贯彻落实科学发展观，全面提高学生的思想道德素质，树立诚实守信、遵纪守法，热爱医药事业，全心全意为人民服务、为社会主义现代化建设事业服务的理想信念。同时，重视医药企业实习机会，积极进取、开拓创新，树立远大的职业理想和高尚的职业道德，争取做一名合格的医药行业的优秀执业人。

（二）实习时间

药学类专业学生毕业实习分成综合实习与专题实习两个阶段，原则上安排 20 周至 30 周时间，不同专业在同一部门实习时间安排可根据专业实习要求和实习单位的实际情况商定。在进行综合实习的同时专题实习可以同时进行（表 2－10）。

表 2－10　药学类专业企业各部门实习时间安排表

实习类型	实习部门	实习时间	完成阶段
综合实习	生产中心（生产部 1～5）	10 周	实习期
	营销和市场中心（市场部）	2 周	实习期
	营销和市场中心（购销部）	2 周	实习期
	新产品开发部	3 周	实习期
	质检部	4 周	实习期
	仓储部	2 周	实习期
专题实习	科学实验和毕业论文实施	6 周	实习期
	毕业论文答辩	1 周	返学校

（三）实习部门与实习内容

1. 生产中心（生产部 1～5）

【实习目的】

通过生产中心不同生产部的实习，使学生了解生产车间不同的生产工艺、各车间物料流程、药品生产工艺流程（从原料到成品）；加强了 GMP 知识和安全知识的学习。学生对书本知识和实际操作有了自己切身的体会和认识,从而巩固和掌握专业的基本理论、基本知识和基本技能,提高独立工作和科研实践的能力;了解实习各部门的组织和任务,达到从学生过渡到从业者的最基本目的。

【实习要求】

(1) 掌握固体制剂(片剂、颗粒剂、胶囊剂、丸剂),液体制剂(滴眼剂、口服液、注射液等),外用制剂(橡皮膏剂)等的制备工艺,工艺过程中具体岗位的标准操作规程。

(2) 掌握批生产记录的要求及其管理。

(3) 掌握常用中药的炒、蜜炙、醋制、蒸制等传统炮制工艺。

(4) 熟悉《药品生产质量管理规范》(GMP)的基本知识,药品生产质量管理制度、文件。

(5) 了解常规制药设备、精密制药设备的结构原理、性能、使用和保养。

【实习内容】

(1) 生产车间介绍

根据《中华人民共和国药品管理法》规定,药品生产企业在机构与人员、厂房与设施、设备、物料、卫生、生产管理和质量管理等方面有严格和科学的要求。药品生产企业(车间)必须符合《中华人民共和国药品管理法》规定,达到 GMP 要求,通过国家食品药品监督管理部门的 GMP 认证才可从事药品生产(参见《中华人民共和国药品管理法》、"药品生产质量管理规范"和"药品生企业 GMP 认证管理办法")。

① 生产车间工艺布局基本要求

A. 工艺布局应按生产流程要求做到布置合理、紧凑,有利于生产操作,并保证对生产过程进行有效果管理。

B. 工艺布局要防止人流、物流之间的混杂和交叉污染,并符合下列要求:

a. 分别设置人员和物流进入生产区域的通道,必要时应设置极易造成污染的物料和废弃物的专用出入口。

b. 进入洁净区的人员必须有相应的净化用室和设施,其要求应与生产区洁净级别相适应。

c. 进入洁净区的物料必须有与生产区洁净级别相适应的净化用室和设施,根据实际情况可采用物料清洁室、货淋(气闸室)或传递窗(柜)进入洁净区,进入非最终灭菌无菌药品生产区的原辅料、包装材料和其他物品必要时还应设置灭菌室或灭菌设施,但不得对洁净环境产生不良影响。

d. 洁净区内物料传递输送路线尽量要短,减少折返。

e. 生产中的废弃物不宜与物料进口合用一个气闸或传递窗(柜)。

f. 洁净区内的半成品不宜直接进入一般生产区,可采用传递窗(柜)、气闸或设置相应的设施进入一般生产区,传输带不得穿越不同洁净级别区域。

C. 生产操作区内应只设置必要的工艺设备和设施。用于生产、储存的区域不得作为非本区域内工作人员的通道。

D. 人员和物料使用的电梯宜分开。电梯不宜设施在洁净区内,必须设置时,电梯前设气闸室或采取确保洁净区空气洁净度的其他措施。

E. 在满足工艺条件的前提下,为了提高净化效果,节约能源,有空气洁净度要求的房间尽量做到以下要求:

a. 空气洁净度相同的房间或区域相对集中。

b. 空气洁净度高的房间面积合理布置。

c. 不同空气洁净度房间之间相互联系应有防止污染措施,如气闸室或传递窗(柜)等。

F. 在药品洁净生产区域内应设置与生产规模相适应的备料室、原辅材料、中间体、半成品、成品存放区域。存放区域内应安排待验区、合格品区和不合格品区,并按下列要求布置:

a. 备料室、原辅材料存放区、中间体存放区、半成品存放区其空气洁净度与生产区空气洁净度相同。

b. 备料室可视生产规模设置在仓库或生产车间内,并配备相应的称量室(区)。

c. 不合格中间体、半成品需设置专用回收间,其空气洁净等级宜同生产区的等级。

d. 原辅材料、中间体、半成品存放区尽可能靠近与其相联系的生产区域,减少运输过程中的混杂和污染。

e. 成品待检区与成品仓库区应有明显区别标志,不得发生混杂。成品待检区可布置在生产区或入库前区。

② 生产车间的人流、物流流程框架图(图2-11、图2-12)。

③ 生产车间各环节质量管理文件目录。

药品生产车间各生产环节都有完备的质量管理和控制文件系统,一套完备的文件系统,它的好处在于:以文字、表格为准,约束生产行动;用唯一的标准指导生产行动怎样进行;可以避免语言上的差错与误解而造成的生产事故;任何生产行动后均有文字记录可查,为追究责任、改进工作提供了依据。从国家药品监督管理局 GMP 认证中心所下发的制药企业实施药品 GMP 认证的文件中也不难看出对文件系统的重视程度,向管理要效益不仅是一句口号,而是许多成功者(或失败者)经验教训的总结。在现代管理中,一个最突出之点就是用书面的程序进行管理,这是由单一管理到全面质量管理,由强制管理走向科学管理。毕业实习同学可以根据实习单位的实际规范,结合如下文件条目认真实习,掌握 GMP 认证软件文件的类型和在企业生产中的作用和意义。

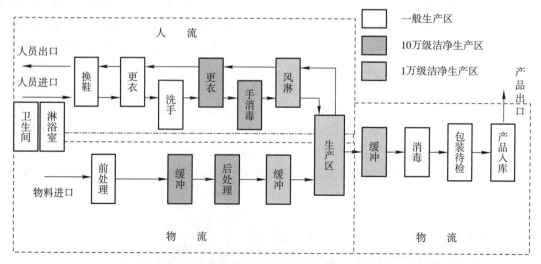

图2-11 非无菌、可灭菌产品生产区域人流、物流生产程序及净化要求图

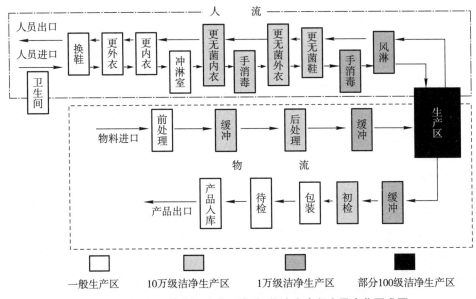

图2-12 不可灭菌产品生产区人流、物流生产程序及净化要求图

A. 物料管理标准文件(表2-11)。

B. 生产技术管理标准文件(表2-12)。

C. 质量管理标准文件(表2-13)。

D. 设备管理标准文件(表2-14)。

表2-11 物料管理标准文件条目

序号	标准文件名称	序号	标准文件名称
1	物料采购管理规定	10	原辅料发放和剩余物料退库规定
2	物料进厂分类编号规定	11	原辅料、中间体、半成品交接制度
3	原辅料验收规定	12	成品销售规定
4	物料储存条件规定	13	库存物料盘存规定
5	包装材料验收储存规定	14	标签管理制度
6	成品验收储存规定	15	定置管理制度
7	原辅料复验规定	16	仓库安全管理制度
8	不合格原辅料、半成品、成品处理程序	17	仓库卫生管理制度
9	原辅料称量规定	18	仓库取样室管理制度

表2-12 生产技术管理标准文件条目

序号	标准文件名称	序号	标准文件名称
1	产品工艺规程	4	有关生产计划、生产指令等下达程序
2	岗位技术安全操作法	5	设备清洗和检查程序
3	批生产记录、批包装记录文件的制定与审核程序	6	生产用小工具、器具清洗程序

续表

序号	标准文件名称	序号	标准文件
7	包装生产线的清洗程序	26	内包岗位责任制
8	输料管线清洗程序	27	外包岗位责任制
9	清洁卫生规程	28	胶囊填充岗位责任制
10	工艺卫生制度(包括洁净室管理)	29	工艺用水制备岗位责任制
11	工艺查证制度	30	药液滤过岗位责任制
12	新产品投产管理制度	31	洗瓶(含安瓿切割、圆口)责任制
13	技术革新管理制度	32	灌封岗位责任制
14	清场管理制度	33	薄膜(含胶囊)清洗岗位责任制
15	生产事故报告制度	34	盖膜加塞岗位责任制
16	各类标准操作程序(SOP)	35	灭菌岗位责任制
17	各类标准操作程序(SOP)的起草、审核、批准、更新和发放和程序	36	灯检岗位责任制
		37	印字包装岗位责任制
18	各类管理制度及其起草、审核批准和发放程序	38	生产记录管理制度
19	技术档案管理制度	39	批包装记录管理制度
20	制剂车间岗位责任制	40	返工及回收处管理制度
21	配产称量岗位责任制	41	安全生产管理制度
22	粉碎过筛岗位责任制	42	工作人员卫生制度
23	制粒岗位责任制	43	工服、工鞋、工帽管理制度
24	压片岗位责任制	44	生产工艺验证管理制度
25	包衣岗位责任制		

表2-13　质量管理标准文件条目

序号	标准文件名称	序号	标准文件名称
1	原辅料质量标准	15	质量事故报告制度
2	包装材料质量标准	16	来信来访及用户访问制度
3	中间体、半成品质量标准	17	质量投诉处理制度
4	成品质量标准	18	检验用标准品、对照品、滴定液、检定菌管理制度
5	工艺用水质量标准	19	检验记录及复核、复验管理制度
6	工艺用水检验操作规程	20	各类仪器标准操作规程
7	原辅料检验操作规程	21	实验动物及动物实验管理制度
8	包装材料检验操作规程	22	实验动物饲养规程
9	中间体、半成品检验操作规程	23	动物实验室清洗消毒管理制度
10	成品检验操作规程	24	检验方法验证管理
11	产品质量责任制	25	GMP自检程序
12	留样观察制度	26	抽样制度
13	质量分析会议制度	27	检验制度
14	产品质量档案管理制度	28	质量审计制度

表 2 - 14　设备管理标准文件条目

序号	标准文件名称	序号	标准文件名称
1	设备规划、选购及安装调试制度	10	计量器具管理制度
2	动力管理制度	11	仪器仪表使用保养制度
3	设备维修保养规程	12	仪器仪表校检制度
4	设备档案管理制度	13	设备使用标准操作程序
5	设备资料管理制度	14	仪器使用标准操作程序
6	备品、备件管理制度	15	设备验证管理制度
7	设备润滑管理制度	16	设备维修保养及故障处理制度
8	设备清洗制度	17	设备的更新、改造及报废制度
9	设备事故管理制度	18	设备检修与验收制度

④ 制药企业记录(凭证)类文件

A. 物料管理记录(凭证)(表 2 - 15)。

B. 生产技术管理记录(凭证)(表 2 - 16)。

C. 质量管理记录(凭证)条目(表 2 - 17)。

D. 设备管理记录(表 2 - 18)。

E. 销售管理记录(表 2 - 19)。

F. 人员管理记录文件(表 2 - 20)。

G. 施工检查记录(表 2 - 21)。

表 2 - 15　物料管理记录(凭证)条目

序号	标准文件名称	序号	标准文件名称
1	进厂原辅材料总账	8	称量记录
2	进厂原辅材料分类账	9	原辅材料盘存报告单
3	成品入库总账	10	标签发放领取记录
4	原辅材料请验单	11	标签退库销毁
5	成品库存货位卡	12	不合格品台账
6	库存原辅材料货位卡	13	不合格原辅料半成品(中间体)成品处理报告单
7	仓库温湿度记录	14	不合格品销毁单

表 2−16　生产技术管理记录（凭证）目录

序号	记录（凭证）名称	序号	记录（凭证）名称
1	需料送料单	35	胶塞处理记录
2	车间收料记录	36	胶塞清洗记录
3	待包装产品请验单	37	工艺查证记录
4	成品请验单	38	质量查证记录
5	标签发放领取记录	39	装箱记录
6	标签退库销毁记录		**无菌分装注射剂生产记录（凭证）样张目录**
7	标签的加工批号收支记录	40	理瓶洗瓶生产班（日）报
8	标签打印批号收支记录	41	胶塞处理班（日）报
9	包装材料使用记录	42	铝盖处理情况班（日）报
10	工艺查证记录	43	物品灭菌记录
11	岗位物料结存卡	44	分装生产（日）报
12	半成品（中间体）交接单	45	分装质量抽查记录
13	生产事故记录	46	轧盖生产班（日）报
14	不合格半成品（中间体）、成品处理报告单	47	灯检情况班（日）报
15	不合格销毁单	48	贴签、包装生产班（日）报
16	清洁工作（检查）记录	49	换批清场合格证
17	清洁检查记录	50	换批清场记录
18	清场工作记录	51	无菌（洁净）室菌落花流水检查结果
	可灭菌小容量注射剂生产记录（凭证）样张目录	52	物料进车间检查记录
19	批生产记录		**片剂生产记录（凭证）样张目录**
20	安瓿切割工序操作记录	53	磨筛粉制造记录
21	洗瓶工序操作记录	54	颗粒制造记录（一）
22	配制工序操作记录	55	颗粒制造记录（二）
23	灌封工序操作记录	56	压片制造记录
24	灭菌工序操作记录	57	包衣制造记录
25	灯检工序操作记录	58	颗粒进站记录
26	印包工序操作记录	59	颗粒出站记录
	可灭菌大容量注射剂生产记录（凭证）样张目录	60	包衣片芯出站记录
27	生产日汇总表	61	片子进站记录
28	配制记录	62	片子出站记录
29	洗瓶记录	63	包装制造记录
30	灌装记录	64	片剂批生产记录
31	灭菌记录	65	颗粒工序清场检查记录
32	灯检记录	66	压片工序清场检查记录
33	贴签记录	67	包衣工序清场检查记录
34	涤纶薄膜漂洗记录	68	包装工序清场检查记录

表 2－17　质量管理记录（凭证）条目

序号	记录（凭证）名称	序号	记录（凭证）名称
1	原辅材料取样记录	25	成品质量月报
2	原辅材料取样证	26	留样观察记录
3	原辅材料合格证	27	用户访问意见处理单
4	原辅材料不合格证	28	质量申诉处理单
5	清场合格证	29	滴定液配制及标化记录
6	原辅材料检验报告单	30	滴定液、标准液、标准品、检定菌发放记录
7	成品检验报告单	31	实验动物饲养记录
8	成品入库单	32	《规范》实施情况自检记录
9	待包装产品检验报告单	33	质量事故处理记录
10	标签发放领取记录	34	针剂配制工序质量检查记录
11	半成品（中间体）待验证	35	针剂排瓶工序质量检查记录
12	产品合格证	36	针剂洗瓶工序质量检查记录
13	成品待验证	37	针剂灌封工序质量检查记录
14	半成品（中间体）合格证	38	针剂灯检工序质量检查记录
15	半成品（中间体）不合格证	39	针剂印包工序质量检查记录
16	工艺卫生、洁净度检查记录	40	针剂灭菌工序质量检查记录
17	原辅材料检验台账	41	粉碎/过筛工序质量检查记录
18	成品检验操作记录	42	制粒/烘干工序质量检查记录
19	原辅材料检验台账	43	压片工序质量检查记录
20	成品检验台账	44	包衣工序质量检查记录
21	原辅材料质量月报	45	胶囊填充工序质量检查记录
22	产品质量抽查记录	46	液剂配制工序质量检查记录
23	半成品（中间体）质量月报	47	液剂包装工序质量检查记录
24	成品留样通知单	48	警告

表 2－18　设备管理记录目录

序号	记录（凭证）名称	序号	记录（凭证）名称
1	设备明细表	7	设备润滑记录
2	计量器具台账	8	计量器具校验计划
3	设备检修保养记录	9	计量器具校验记录
4	设备事故记录	10	定型（非标）设备更新记录
5	主要设备运行记录	11	设备综合改善状况报告
6	设备保养计划		

表 2 – 19 销售管理记录目录

序号	记录(凭证)名称
1	产品销售记录
2	产品退货记录
3	退货通知单

表 2 – 20 人员管理记录文件目录

序号	记录(凭证)名称
1	人员体检表
2	个人《规范》培训记录
3	《规范》培训效果评价表
4	《规范》培训年度计划
5	厂纪厂规培训记录
6	个人培训记录
7	培训记录统计表
8	月培训汇总表

表 2 – 21 施工检查记录目录

序号	名称	填写部门
1	土建隐蔽工程记录	建设单位、施工单位
2	管线隐蔽工程系统封闭记录	建设单位、施工单位
3	设备开箱检查记录	建设单位、施工单位
4	管道压力试验记录	建设单位、施工单位
5	管道系统吹洗(脱脂)记录	建设单位、施工单位
6	风管漏风检查记录	建设单位、施工单位
7	设备单机试运转记录	建设单位、施工单位
8	系统联合试运转记录	建设单位、施工单位
9	竣工验收检测调整记录	建设单位、施工单位
10	中间验收间	建设单位、施工单位
11	竣工验收单	建设单位、施工单位

说明:以上记录均取自《洁净度施工及验收规范》

这些文件是按 GMP 要求制定的,它规范着涉及药品生产、管理、标准、实施中的各个环节,贯穿药品生产管理全过程,为药品生产企业安全生产提供了保障。

药品生产企业必须按照这些文件从事药品生产活动。质量保证(QA)和质量检查(QC)

同时对药品质量进行跟踪、检查和监督、监控。保证药品生产的安全性、规范性和可追溯性。

（2）加工炮制车间（参见医院实习中药炮制室部分）

（3）提取车间（包括蒸发、干燥）。

中药提取是中成药生产过程中很重要的一环，它直接影响成品制剂的产量和质量。中药提取常用的方法是浸渍法、渗漉法、煎煮法、回流法和蒸馏法等，药材浸出在药厂常称为提取、浸渍（对静态浸出）、煎煮（水提热回流）等。

中药提取工艺流程（图2-13）。

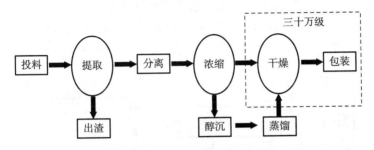

图2-13　中药提取工艺流程简图

提取：常有水提、醇提，动态、静态提取，多功能提取、索氏提取等之分。常用溶媒：水、乙醇、丙酮、乙酸乙酯、乙醚和氯仿等。

最常用的浸出方法如下：

煎煮法：

以水作为浸出溶剂的水煎煮法是最常用的方法（图2-14）。

工业用建筑装置由煎煮锅和冷凝系统组成。

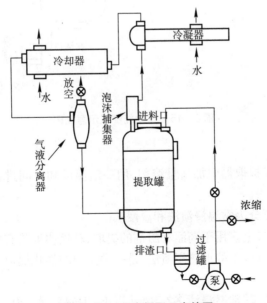

图2-14　煎煮提取示意简图

煎煮法适用于有效成分溶于水,且对湿、热均较稳定的药材。此法简单易行,能煎出大部分有效成分,除作为汤剂外,也作为进一步加工制成各种剂型的半成品。

缺点:煎出液中杂质较多,容易变霉、腐败,一些不耐热及挥发性成分在煎煮过程中易被破坏或挥发而损失。

药渣依法煎出 2~3 次。

以酒精为浸出溶剂时,应采用回流提取法进行。

多能提取器可提供药材水提取、醇提取、挥发油提取并可回收药渣中的溶剂,也能用于渗漉、温浸、回流、循环浸渍、加压或减压浸出等多种浸出工艺。有些企业也用多功能提取罐,可和多功能提取器达到同样效果。简单的多功能提取装置见图 2 - 15。

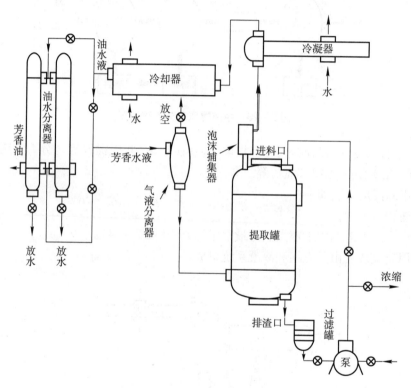

图 2 - 15   多功能提取示意简图

浸渍法:

是指处理的药材于提取器中加适量溶剂,用一定温度和时间进行浸提,使有效成分浸出并使固、液分离的方法。

按提取温度不同可分为常温浸渍法和温浸法。

① 常温浸渍法传统上多用于药酒和酊剂的提取,其澄明度具有持久的稳定性。

② 温浸法指在沸点以下的加热浸渍法,是一种简便的强化提取方法,一般利用夹套或蛇管进行加热。

药酒浸渍时间较长,其常温浸渍多在 14 d 以上;但热浸渍(40~60 ℃)的时间一般为 3~7 d。为了减少药渣吸液所引起的成分损失,可采用多次浸渍法。

此法适宜于带黏性的、无组织结构的、新鲜及易于膨胀的药材的浸取,尤其适用于有效成分遇热易挥发或易破坏的药材。

缺点:操作时间长,溶剂用量较大,且往往浸出效率差而不易完全浸出。故不适用于贵重药材和有效成分含量低的药材浸取。

超临界流体萃取法:

超临界流体(SF)是指某种气(或液)体或气(或液)体混合物在操作压力和温度均高于临界点时,其密度接近液体,而其扩散系数和黏度均接近气体,其性质介于气体和液体之间的流体,SFE 技术就是利用超临界流体作为溶剂,从固体或液体中萃取出某些有效组分,并进行分离的技术。

可供作超临界流体的气体如二氧化碳、乙烯、氨、氧化亚氮、一氯三氟甲烷和二氯二氟甲烷等。

二氧化碳化学惰性,无毒性,不易爆,临界压力不高(7.374 MPa),临界温度接近室温(31.05 ℃),价廉易得,因而通常使用二氧化碳作为超临界萃取剂。

超临界流体萃取优点

① 借助于调节流体的温度和压力来控制流体密度进而改善萃取能力。

② 溶剂回收简单方便,节省能源。

③ 可较快达到相平衡。

④ 适合于热敏性组分的提取。

缺点:CO_2—SFE 较适合亲脂性,相对分子质量较小的物质萃取;SFE 设备属高压设备,设备一次性投资较大。

离子交换与大孔树脂吸附:

通过离子交换与大孔树脂(简称大孔树脂)的吸附选择性,从其他提取方法提得的稀溶液中浓集分离有效成分的纯化提取方法。

一般离子交换树脂中空隙较小,小于 5 nm,吸附性不大。而大孔树脂网状孔的孔径较大,一般为几十至几千纳米,因而具有较大的吸附表面积和吸附性。

除以上几种提取法外还有渗漉法、回流法、水蒸气蒸馏法(索氏提取法)等。这些提取过程在多功能提取器中均可完成。

分离和纯化:常见的分离方法有沉降分离法、膜分离、滤过分离法、离心分离和筛网分离法等。常见的精制方法有醇提水沉法(醇水法)、水提醇沉法(水醇法)、酸碱法、盐析法、离子交换法和结晶法等。近年来,出现了一些分离和精制的新方法。如大孔树脂吸附法、超滤法、絮凝沉淀法等。在提取和精制过程中还可以选用两种以上工艺联用,以取得更好的效果。结合实习单位实际认真学习掌握原理和操作。

浓缩和干燥:现常用的干燥方法有:真空干燥、烘干、冻干、远红外辐射干燥、沸腾干燥、喷雾干燥等。近年来,薄膜蒸发技术在中药提取液浓缩方面的应用日趋完善。同时,许多适宜中药生产的干燥设备问世,提高了干燥效率和干燥物的质量。在实习单位掌握相关干燥设备工作原理和实际操作规程。

(4) 粉碎车间

① 结合实际了解粉碎的目的意义和基本原理,粉碎度和各种制剂对粒经的要求。

② 了解各种粉碎方法的操作技能(包括干粉碎、湿法粉碎及常用细料药的粉碎方法)。

③ 了解药筛的种类以及药末分等与药筛规格的关系。

④ 掌握主要的粉碎机械、过筛机械(包括锤击穿粉碎机、球磨机、柴因式粉碎机、万能磨粉机、振动筛机、悬挂式偏重筛粉机等)的构造原理及使用方法。除尘方法及除尘设备。

以上内容理论教材讲得很多,同学们可结合实际认真学习掌握操作规程。

(5) 片剂车间要求学生依照 GMP 管理规定和《药剂学》教材结合实习单位的实际情况掌握如下内容:

① 片剂的分类、质量要求以及工艺流程。

② 车间工作制度。

③ 片剂常用赋形剂的性质和应用。

④ 片剂中间体、成品的质量检查项目与方法(包括外观、水分质量、片重差异崩解度、硬度、鉴别试验、主药含量和卫生标准等检查)。

⑤制颗粒的目的,全浸膏片、半浸膏片、全粉末片的制粒工艺操作;颗粒的质量要求与片剂质量的关系。

⑥ 颗粒干燥方法与要求,以及整粒混筛的操作方法。

⑦ 制粒后压片的操作方法,压片过程中可能发生的问题、原因(如松片、裂片、黏冲等)及解决的方法。

⑧ 片剂包衣的种类、目的要求,用包衣机包糖衣的操作方法,包衣所用的单糖浆、色糖浆、明胶糖浆的浓度要求及配制方法。

⑨ 包糖衣过程中可能发生的问题、原因及克服方法。

⑩ 片剂包装材料的质量要求和处理方法。

⑪ 摇摆式颗粒机、旋转式压片机、糖衣机、片剂包装机、崩介机等设备的基本构造、工作原理,正确的使用方法和保养技能。

(6) 丸剂车间要求学生依照 GMP 管理规定和《药剂学》教材结合实习单位的实际情况掌握如下内容:

① 丸剂的种类和特点。

② 丸剂车间工作制度和要求

③ 丸剂常用的赋形剂,丸剂的泛制方法(包括手工泛制和机械泛制)及水丸的质量检查、水丸的包装。

④ 蜜丸的两种制备方法(泛制法和塑制法)和操作技能以及蜂蜜的炼制,蜜丸的包装(包括蜡壳的制备)、质量检查,以及蜜丸目前存在的问题及解决途径。

⑤ 浓缩丸、糊丸、蜡丸、滴丸等各种丸剂的制备方法,质量标准。

⑥ 制备各种丸剂所用的设备(包括捏和机,出条机,轧丸机,联合制丸机等)性能及使用方法。

(7) 注射剂车间要求学生依照 GMP 管理规定和《药剂学》教材结合实习单位的实际情况掌握如下内容:

① 注射剂生产流程,车间工作制度和要求。

② 注射剂常用溶媒的性质,用注射的质量要求及注射用水制备,质量检查,注射剂的

附加剂种类、性质及应用。

③ 注射剂容器的种类,质量要求及处理方法,热源的含义,组成与特性。

④ 中药注射剂的药料提取和精致法;水醇法、醇水法、蒸馏法、明胶法、石硫法、离子交换法、透析法与超滤法等方法的原理和工艺。

⑤ 中药注射剂质量控制、存在问题及解决途径。

⑥ 注射剂的全部制备过程和器械的构造、性质、使用等及如何防止热源的污染。

(8) 大输液车间要求学生依照 GMP 管理规定和《药剂学》教材结合实习单位的实际情况掌握如下内容:

① 大输液车间工作制度和要求。

② 输液工艺流程。

③ 大输液间(包括注射剂间)的设计、布局的要求、特点。

④ 常用品种、处方和质量要求,输液的原料(包括注射用水的制备),包装材料的质量要求,处理操作及其对成品的影响。

⑤ 稀配法、浓配法的配制操作。

⑥ 无菌室避菌室的灭菌方法。

⑦ 三种滤过方法(高位静电滤过,减压滤过,加压滤过)的装置与操作方法。

⑧ 灌封、灭菌、包装操作及注意点,输液生产目前存在的问题及解决途径,输液制剂方面的国内外动态。

⑨ 输液反应及微粒对人体的危害,药典规定的质量检查方法。

2. 质检部

【实习目的】

通过质检部的实习,使学生了解医药生产企业药品质量管理的内容,包括 QA 和 QC。熟悉化验的内容和步骤,熟悉质检部各种仪器设备的正确使用方法,包括紫外分光光度计、薄层扫描仪、高效液相色谱仪、酸度计、水分测定仪、气相色谱仪和崩解仪等。熟悉原辅料、半成品、成品、包装材料的质量检验工序、原则和操作,并就分析结果作出结论、规范的检验记录及其存档要求。通过实习学生对书本知识和实际操作有了自己切身的体会和认识,从而巩固和掌握专业的基本理论、基本知识和基本技能,提高独立工作和科研实践的能力;达到从学生过渡到从业者的最基本目的。

【实习要求】

(1) 掌握药品水分测定、有机物残留、致病菌、杂菌的检查等实验方法。

(2) 按《中华人民共和国药典》的有关规定,独立配制各种实验用试剂,掌握药品的性状鉴别、薄层色谱、气相色谱、高效液相色谱、红外光谱、紫外光谱和分光光度法等各类分析方法及普通剂型常规的检验项目。

(3) 熟悉药品检验的程序如样品的接收、实验过程的记录、检验报告的书写及检验结果的复核等。

(4) 熟悉药品质量标准研究的制定、技术要求、实验原始记录的书写、《药品检验所质量管理规范》的要求。

(5) 了解药品检验所的性质、任务和组织情况;各项业务的管理制度、实验室管理制度和技术要求,明确药检工作者的职责。

【实习内容】

(1) QA(Quality Assurance)是质量保证,QA 最重要的职责在于系统层面的完善,侧重于问题的防范及对已发生问题之根本原因探究及其实施,从而降低不良的产生。QA 是对整个公司的一个质量保证,包括成品,原辅料等的放行,质量管理体系正常运行等。

随着 QA 的出现,企业的质量管理范围进一步推广,包括了整个品质保证书写的范围,质量管理人员的权限也进一步增大。有些企业 QA 还包括了 CS(顾客满意)的业务,就是处理顾客的投诉:分析、对策、顾客满意度调查等业务。

质量保证(QA)主要工作:

① 负责本部门全面工作,组织实施 GMP 有关质量管理的规定,适时向企业领导提出保证产品质量的意见和改进建议。

② 保证本企业产品是在符合 GMP 要求下生产的。

③ 对全企业有关质量的人和事负监督实施、改正及阻止的责任。

④ 对有利于生产配制的指令在本部门的指定人员审核签署后进行复核批准。

⑤ 对检验结果进行复审批准。

⑥ 对新产品研制、工艺改进的中试计划及结论进行审核。

⑦ 审核上报药品监督管理部门的有关技术、质量书面材料。

⑧ 审定批记录,作出成品是否出厂的结论。

⑨ 负责组织制定原辅料、包装材料的质量标准和其他文件。

⑩ 审核不合格品处理程序。

⑪ 因质量管理上的需要,会同有关部门组织编写新的技术标准或讨论修正技术标准。

⑫ 审核各产品的生产工艺规程和批生产记录、批包装记录,决定成品发放。

⑬ 处理用户投诉的产品质量问题,指派人员或亲自回访用户。对内召开会议,会同有关部门就质量问题研究改进,并将投诉情况及处理结果书面报告企业负责人。

⑭ 定期(至少每年一次)会同总工办、生产部对企业进行全面 GMP 检查,并将检查情况及时报告企业负责人。

⑮ QA 应能够预测风险,排除隐患,评估质量,以及能够对企业的质量发展趋势作出评估。否则只是表面的操作,没有实际生存的意义。

(2) QA 职责流程

① 生产现场日常监控:

检查生产指令单:检查内容,品名、批号、批量是否与生产计划相符,原辅料用量、灌装温度、装量、灭菌温度等是否符合工艺要求。

物料领入:数量是否和批生产指令一致,物料进入车间是否规范,是否按要求使用传递窗、物料缓冲间、领入物料是否有登记;存放:物料是否按要求定置,是否填写物料卡;使用:称量时是否双人复核。

配制:是否按 SOP 操作,参数设置是否符合工艺要求,中间体含量是否合格;是否进行可见异物检查,是否测量药液密度;操作完毕检查,开具清场合格证。

洗灌封:是否按 SOP 操作,参数设置是否符合工艺要求,是否按要求进行装量和封口质量检查;当天首瓶是否进行内毒素检验;操作完毕检查,开具清场合格证。

灭菌:灭菌是否按工艺要求设置参数;灭菌后最冷点或最热点无菌取样;操作完毕检查,开具清场合格证。

灯检:是否符按 SOP 操作,每小时进行抽验;操作完毕检查,开具清场合格证。

包装:是否按批包装指令执行;标签、说明书、大箱、输液卡数量是否与批生产指令一致;批号、规格是否与批生产指令一致;生产过程中抽查批号打印是否正确、清晰;装箱数量是否正确;成品取样;操作完毕检查,开具清场合格证。

检查完毕写现场检查记录和监控记录。

② 生产质量文件管理

文件起草/修订:文件使用部门起草/修订修订填写"文件修订申请表"→经门主管批准审核,起草修订→交质量部审核→总经理批准→质量部文件管理员复制发放文件,并填写文件收发记录。

文件复制:填写文件申领单→文件管理员复制、发放并填写文件发放记录。

文件销毁:由文件管理员回收文件→集中销毁→填写文件销毁记录。

③ 公司 GMP 自检

起草自检计划→自检实施检查→出具自检报告及整改计划→整改→跟踪检查。

④ 质量部事故分析登记

质量事故报告→质量事故调查→质量事故处理→严重事件马上报告当地药品监督管理部门→填写事故分析处理单。

(3) QC(Quality Control)是质量检验,在质量管理发展史上先出现了"QC",产品经过检验后再出货是质量管理最基本的要求。QC 最重要的职责在于对制成品(主要包括原材料、中间品、成品)的监控,侧重于通过样品检验来控制质量。

QC 有 IPQC(In Process Quality Control)过程质量控制与 IQC(In Come Quality Control)进料质量控制之分,其职责如下:

IPQC 职责:

① 对生产过程中的产品进行检验,并做好记录。

② 根据检验记录填写检验报告。

③ 对检验发现的问题提出改善对策。

IQC 职责:

① 严格按检验标准检验原材料。

② 如实填写检验记录表。

③ 检测设备的维护、保养。

④ 原材料异常的呈报。

⑤ 原材料的标识。

⑥ 负责对货仓物料员检验报告的签收。

⑦ 对生产线投诉的物料质量问题,要负责对货仓库存物料进行重新检查。

（4）QC 职责流程

① 流程

接收请验单→取样→检品登记→检品检验→填写记录→出具检验报告单→检验报告发放→记录汇总归档→检验分析评价

② 具体要求

A. 接收请验单

化验室收到请验单后,取样人员(分管检验)应审核请验单内容填写是否规范、完整,否则应拒绝取样。

电话通知请验,取样人员到场取样时,要索要请验单,并检查请验单填写是否规范、完整,否则应拒绝取样。

B. 取样

取样人员应在接到请验 20 min 到场取样。

取样按各自物料取样规程进行取样,取样结束后按实际取样情况填写物料取样记录,并将请验单附后。

C. 检品登记

取样人员应及时在取样样品登记表上进行样品登记。

D. 检品检验

检验人员接到样品后,检验前要先查阅被检样品的质量标准和检验操作规程,确定其所需的检验仪器、试剂、试液和规定的检验项目。

检验人员要严格执行检验操作规程,不得随意更改检验方法和检验项目。

检验过程中,检验人员要随时填写相关内部记录。如仪器使用记录、试剂、试液使用记录等。

检验过程中,检验人员要随时清理、洗涤检验工作台、仪器设备,及时处理废料、残料,始终保持现场的整洁有序。

E. 填写记录

检验过程中检验人员要随时填写检验记录。

检验记录必须按具体操作如实填写,要整洁、及时填写,不得随意涂改。

检验记录填写完整后,检验人员应检查无误后签字,送交复核人进行复核。

F. 出具检验报告单

检验记录需经复核人复核无误签字后,方能出具检验报告单。

检验报告的出具要严格按照检验记录进行出具。

检验报告单出具后,检验人员先检查无误后签字,经复核人复核无误后签字,最后送交质量部经理签发,并加盖质量管理部公章。

检验报告单出具份数:a. 纯化水、半成品检验报告单一式两份,一份留存、一份发给报检部门。b. 原料、辅料、包装材料检验报告单一式三份,一份留存、两份发给报检部门。c. 成品检验报告单一式三份,一份留存、两份发给报检部门。

G. 检验报告单发放

纯化水、半成品检验报告单由检验人员进行发放。

原料、辅料、包装材料检验报告单一份由检验人员留存,另两份交 QA 检查员进行物料评价后,由 QA 检查员进行发放。

成品检验报告单一份由检验人员留存,另两份交 QA 检查员进行评价后,由 QA 检查员进行发放。

H. 记录汇总归档

纯化水检验记录由纯化水检验人员每月汇总一次(汇总内容:检验记录、检验报告单、纯化水检验台账),汇总结束后,交由 QA 检查员进行按月归档。

原料、辅料、包装材料检验记录要分类别由检验人员每月进行汇总,(汇总内容:原辅材料请验单、物料取样记录、检验记录、检验报告单、原辅材料检验台账、原辅材料质量月报)汇总结束后,交由 QA 检查员进行按月归档。

成品、半成品检验记录由检验人员分批号每批汇总一次(汇总内容:成品半成品请验单、物料取样记录、半成品成品检验记录、半成品成品检验报告单)汇总结束后,交由 QA 检查员进行分批整理产品批档案。

成品、半成品月汇总有检验人员进行每月汇总一次,(汇总内容:成品检验台账、半成品质量月报、成品质量月报),汇总结束后,交由 QA 检查员进行整理归档。

I. 检验分析评价

检验分析评价是对产品质量状况的分析和评价。分析评价分为月度分析评价、季度分析评价、年度分析评价。具体要求如下:

分析评价要以表格的形式整理上报,分析本阶段产品质量状况。

月分析评价由检验人员每月 25 日之前整理上报。

季度分析评价由化验室指定人员每季度末 25 日之前整理上报。

年度分析评价由 QA 检查员对本年度产品质量状况进行分析整理,于 12 月 20 日之前整理上报

(5) 药品生产企业质量控制过程中生产活动、QA 和 QC 的关系(图 2 - 16)。

(6) 药品生产企业质量控制过程中的取样。

① 取样指令

当原辅料或包装材料到货时,评价室应收到发自物料部的一份化验申请单、一份厂商的化验证书。成品生产完成后,评价室应收到生产部的化验申请单。评价人员检查过这些资料后根据化验申请单在批化验记录相应位置上填写代号、批号、名称,并将化验申请单和批化验记录发至取样员。对于增补取样,由评价室填写化验申请单,在备注栏内注明"增补取样"。

取样员根据化验申请单所记录的来料包装数量准备留检标签、留样标签和清洁干燥的取样容器(对于无菌罐装产品用原辅料,取样用具灭菌后应保存在密闭的无菌容器内,超过两周应重新灭菌)。

粘好留检标签后,即可着手取样。

② 取样方法

对原辅料、半成品(中间产品)、成品、副产品及包装材料、工艺用水都应分别制定取样办法。

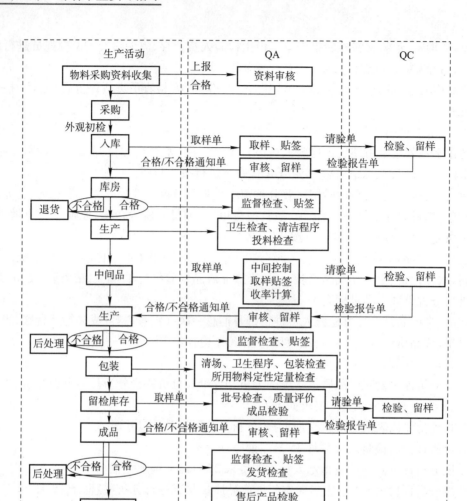

图2－16　药品生产企业质量控制过程中生产活动、QA、QC 关系图

　　对取样环境的洁净要求、取样人员、取样容器、取样部位和顺序、取样方法、取样量、样品混合方法、取样容器的清洗、保管、必要的留样时间以及对无菌及麻毒、精神药品在取样时的特殊要求等应有明确的规定。

　　原辅料、内包装材料,可在仓储区原辅料取样间或支架式层流罩内取样。

　　取样环境的空气洁净度级别应与生产要求一致。

　　中间品、成品取样可以在生产结束时进行,也可以在生产过程的前、中、后期取样。原则:根据取样计划单进行取样,取样时,应注意样品的代表性。如非均一的物料(如悬浮物)在取样前应使其均一;如不可能这样做或不了解物料是否均一,则应注意从物料不同部位取样;如取样不能达到物料的所有部位时,应随机地在可达到的部位取样;物料表面和物料主题可能会存在差异,抽样时,不应只从表面抽取样品。对于混合样品,如某批号有两个混合样品,则每一个留样样品应由等量的混合样品混合组成。取样一般由专职取样员进行。也可由车间工人或者中控人员根据相应的 BPR 或 SOP 取样,然后由取样员进行收集,但抽样人员必须经过适当的培训和考核,以避免差错,保证抽样的代表性。一定要做到某一个时间只取一个样品,样品容器在取样前即应贴上事先准备好的取样标签,以免发生差错。混合样品及分样,应在符合洁净度要求的取样间进行。对于无菌罐装产品用原辅料的取样,应在取样间的层流台中进行,取样前后,应用70%乙醇消毒层流台。取过样的包装、取样日期和相应的化验申请单上要作上取样标记。取过样的包装要重新密封,防止包装内的材料受到污染或在运输或处理过程中散落并造成污染。应贴上取样标签,以使得在重新打开包装时易被观察到。取好样的包装要放回原货位。

③ 取样数量

A. 一般原辅料总件数 $n \leqslant 3$ 时,每件取样;n 为 4~300 时,取样数为 $SQR(X) + 1$,$n > 300$ 时,取样数为 $SQR(X)/2 + 1$(表 2-22)。

表 2-22　药品生产企业质量控制包装数和取样数关系(中华人民共和国专业标准 ZB10001~10007-89)

包装数目	样品的包装数(直接样品)	混合样品数
1~5	X	1
≤300	$SQR(X) + 1$	2
>300	$SQR(X)/2 + 1$	2

直接样品:直接取自物料的样品称直接样品。

混合样品:将一定数目的直接样品混合均匀后获得的样品称为混合样品。

B. 中药材总件数 $n < 5$ 或为贵细药材时,每件取样;n 为 5~99 时,取样数为 5;n 为 100~1 000时,按 n 的 5%取样;$n > 1 000$ 时,超出部门按 1%取样。

C. 半成品(中间产品)、成品、副产品、包装材料、工艺用水及特殊要求的原料按具体情况另行规定。

D. 取样量为全检所需数量的 1~3 倍,特殊情况另定。

对于原辅料和成品,原则上为检验用量和法定留样量之和。当检验失败,按照增补取样的方式取得。法定留样量依据实际情况决定,通常不少于项目全检量的 2 倍(不包括微生物、无菌和热原检查所需的样品量)。稳定性考察的取样量,根据考察项目、每次试验用量、考察期的长短等因素决定,考察期一般超过有效期,通常到检测的项目出现不合格为止,由产品开发部及 QA 决定。

对于内包装材料,取样量参照国家标准 GB/T2828—2003 逐批检查计数抽样程序及抽样表(适用于连续批的检查)。

④ 取样记录

取样时必须填写取样记录,内容有取样日期、品种、代号或编号、规格、批号、数量、来源、取样件数、必要的抽样说明和取样人签名等。每件被抽样的容器上要贴上取样证。

⑤ 复检取样

原辅料发放时,发现其有疑问应重新取样复验。超过规定储存期的原辅料,应重新取样复验,合格后方可发放。每份样品应有标签,标明品名、批号、代号或编号、取样日期、取样人、请验项目等。

⑥ 送样

取样结束后,应将送检样品和批化验记录送至各化验室;留样样品送到留样室,并用专门记录本进行留样库入库登记。

⑦ 取样管理程序

原辅料、包装材料初检合格后,由仓库保管员填写"申请检验单",中间产品、待包装品、成品、环境监测、水质监测、人员卫生监测由各部门授权人员按规定频次填写"申请检验单"。"申请检验单"一式两联,第一联通知取样员取样,第二联留存。取样员接到"申请检验单"后,准备取样器具,到规定的地点取样,贴上取样证并填写取样记录。QA 取样完毕后,样品质保部 QC 负责。QC 负责人接到样品后及时安排监测。检验员按检验操作规程进行检验。

⑧ 取样操作规程

A. 原辅料取样办法

程序:

取样员按"申请检验单"内容准备取样器具、取样容器到仓库办理取样手续。

取样员在取样时,应核对请验单的内容与供货是否相符。

根据原辅料总件数确定取样件数,当 $n \leqslant 3$ 时,每件取样;n 为 $4 \sim 300$ 时,取样量为 $+1$;当 $n \geqslant 300$ 时,取样量为。

取样员更衣、清洁及消毒双手、戴上手套、帽子、口罩进入取样室(或使用取样车)5. 在取样室或取样车内取样,用取样棒按不同方向、深度取样,样品数量可供三次以上检验用样品放入洁净容器内,严盖容器,贴上样品标签,标签内容有品名,数量或重量,批号,取样日期。

在已取样的原辅料外包上,即时每包贴上"取样证"。

在取样的准备工作,取样过程,结束阶段均须遵守《取样管理规定》和《取样操作规程》。

样品应具代表性。抽样棒应随机地在可能的部位取样,并考虑被抽样的料具有均一性。

抽样料应作外观检查,有关非常情况,如装料容器,物料标记和物体本身的情况,均应记录。

样品数取自物料的样品,称有一定数目的直接样品混合均匀后获得的样品称为混合样品。应取的样品数取决于待取样的容器数,样品抽取应按取样量实行(表 2 – 23)。

表 2 – 23 取样量与批包装数关系表

批包装数	直接样品数	混合样品数	标记
1 ~ 5	所有的容器抽样	1	S
6 ~ 20	4	2	D
21 ~ 40	6	2	D
41 ~ 70	8	2	D
>70	40	2	D

直接样品的量:质理部定出接样品的取样量,其数量取决于如下因素:

——按实验方法和留样而定的总的数量

——预计最大的直接样品数目

——为具代表性,不均匀物料检疫站品的取样量应多于均匀性物料样品量。

取样量的多少,取决于供货单位一个批的包装数,现列出如下:

B. 原辅料取样操作规程

a. 质保部取样员接到取样通知后,做好以下准备工作:

根据请验单的品名、规格、数量计算取样样本数,取样量,原则如下(n 为来料总件数):当 $n \leq 3$ 时,每件取样;当 $n < 300$ 时,随机抽取件;当 $n > 300$,随机抽取。取样量至少为一次全检量的 3 倍。

准备清洁干燥的取样器、样品盛容器和辅助工具(手套、样品盒、剪刀、刀子、标签、笔、取样证等)前往规定地点取样。

固体——不锈钢探子,不锈钢勺,不锈钢镊子等取样器。

液体——玻璃取样管、玻璃或塑料油提。

样口盛装容器——具盖玻璃瓶或无毒塑料瓶。需取微生物限度检查样品时,以上相应器具均应灭菌。

b. 取样

取样前应先进行现场核对,核对物料状态标志。物料应置待验区,有黄色待验标记;请验单内容与实物标记应相符,内容为品名、批号、数量、规格、产地、来源和标记清楚完整。进口原辅料应有口岸药检所的检验报告单;核对外包装的完整性,无破损、无污染,密闭。如有铅封,扎印必须清楚,无启动痕迹;现场核对如不符合要求应拒绝取样,向请验部门询问清楚有关情况,并将情况报质保部负责人。

按取样原则随机抽取规定的样本件数,清洁外包装移至取样室内取样。

c. 取样程序

打开外包装,根据待取样品的状态和检验项目不同采取不同的取样方法:

固体样品用洁净的探子在每一包件的不同部位取样,放在有盖玻璃瓶或无毒塑料瓶内,封口,做好标记(品名、规格、批号等)。

液体样品摇匀后(个别品种除外)用洁净玻璃管或油提抽取,放在洁净的玻璃瓶中,封口,做好标记。

微生物限度检查样品用已灭过菌的取样器在每一包件的不同部位按无菌操作法取样、封口,做好标记。

d. 取样结束

封好已打开的样品包件,每一包件上贴上取样证。

填写取样记录。

协助请验部门将样品包件送回库内待验区。

按规定程序清洁取样室。

e. 取样器具的清洗、干燥、储存按《取样器具的清洗》(编码)执行。

C. 包装材料取样办法

程序：

a. 取样员按"申请检验单"内容,根据与药品直接接触和不与药品直接接触的具体情况,作出相应的取样准备,并到仓库办理取样手续。

b. 取样员在取样时应核对请验单的内容与供货是否相符。

c. 根据不同包装材料与总件数,确定取样数量。

使用说明书、标签、盒、箱、瓶:$n \leqslant 3$ 万,取 100 张(个);3 万 $< n <$ 15 万,取 150 张(个);$n > 15$ 万取 > 300 张(个)。

硬质空心胶囊:$n \leqslant 3$ 时,逐件取样;n 为 4~300 时,取样量为 +1;$n \geqslant 300$ 时,取样量为。铝箔、复合膜、逐卷抽样、抽样量总共 1m。

d. 取与药品直接接触的药包材样品时,取样人员须在取样室或取样车内取样,样品放入洁净容器内密封、贴上标签、标签内容有品名、数量、批号、取样日期。

对于内包装材料,取样量参照国家标准 GB/T2828—2003 逐批检查计数抽样程序及抽样表(适用于连续批的检查)进行。

e. 在已取样的包装材料上,即时每包贴"取样证"。

f. 在取样的准备工作,取样过程,取样结束阶段须遵守《取样管理规定》和《取样操作规程》。

D. 包装材料通用取样规则

a. 批号划分:如认为是在同等条件下生产出来的包装材料,并于一次交的货,可看一车批号。如一次发了的货中有不同的生产批号或不同的批号原料制成,则每一个部分应看一个单独批。

b. 取样方法:样品在质量规格上应能代表该批产品,所以应取自包装格料的几个部位,同时每部位抽样几个相同。

c. 取样应做到该批的剩全部分不受损害或污染。

d. 样品处理:如一个批号量以几个包装的形式定料的,则可按下表从一定数量包装中取数,每份样品的取样量应相接近(表 2 - 24)。

表 2 - 24 一个批号量以几个包装取样数量

一批的包装数	待取样的包装
1~15	全部
16~25	4
26~90	5
91~150	8
>160	13

如包装集中在一些单元,例如托板上,则用同样原则来决定样品应取自几个托板。

例如一个批号共 60 箱,分在三人托板上取 1 或 2 箱。

e. 单元数:从一个批号中所取样的单元数应等于物理检查数加上用于化学试验或其他规定试验的数量。

f. 建议:下述情况可作为规则的可允许例外处理。

——如抽样时破坏保护性包装,一旦按正确数目取样,将造成相当量的物料单元不合理的包成。

——从物料待定部位取样十分特殊,例如同形铝箔的内部。

E. 内包装材料取样操作程序

a. QA 接到取样通知后,作好以下准备工作:根据请验单位的品名、规格、数量,按照企业标准或企业与供应商调定出和各检测项目按《内包材料取样操作程序》(编码)执行。

计算取样样本数和取样量。

根据样品的性质准备适宜的取样器皿、器具(如带封口的无毒塑料袋,具盖玻璃瓶或无毒塑料瓶、不锈钢镊子、手套等)和辅助工具(样品盒、剪刀、笔、标签、取样证等)前往规定地点取样。

b. 取样:取样前应先进行现场核对:核对物料的状态标志,物料应置待验区内,有待验标志;请验单的内容与实物标记应相符,内容为品名、批号、数量、规格、产地、来源,标记清楚完整;检查包装的完整性,无破损、混杂、污染、启动痕迹;现场检查如不符合要求,应拒绝取样,向仓库保管员询问清楚情况报质保部负责人。

将外包装清洁后,在取样室内找开内包装,带上洁净的手套,用不锈钢镊子等工具在上、中、下随机取样,将样品放入干净的无毒塑料袋中并封口,做好标记(品名、规格、批号等)。

微生物检查样品,用已灭菌的不锈钢探子在每一包件的不同部位按无菌操作法取样,放入灭菌的样品盛装容器内,封口,做好标记。

c. 取样结束:封好已打开的样品包件,每一包件上贴上取样证。

填写取样记录。

协助仓库保管员将样品包件送回库内待验区。

按规定程序清洁取样室。

d. 取样器具的清洗、干燥、储存按《取样器具清洗方法》(编码)执行。

E. 中间产品取样程序

a. 取样员按中间产品请验单后准备好取样器具、容器。按《人员进出洁净区标准程序》(编号)进入生产车间中间站。

b. 取样员在取样时应核对请验单的内容与中间产品是否相符。

c. 根据中间产品件数,确定取样件数,当中间产品总包装件数为 $n \leqslant 3$ 时,应逐件取样;当 $n > 3$ 时,按 +1 取样量随机取样。

d. 在样件中用取样棒按不同方向、深度、使取样具有代表性,并取可供三次以上检验用量。

e. 将样品放入洁净容器内,密封,在容器内贴上标签,标签内容有品名,数量或重量、批号取样日期等。

f. 在已取样的中间产品外包上,即时每包贴上"取样证"。

g. 在取样的准备工作、取样过程及结束阶段均须遵守《取样管理规定》和《取样操作规程》。

G. 成品取样程序

a. 成品在入库前,生产车间应填写成品请验单送交质管部门,请验单内容包括品名、批号、规格、数量等。

b. 由检验室指派专人到成品存放地/在线包装地按批取样,每批成品在不同的包装内抽取一定的小包装,使抽取的样品具有代表性,并可供三次检验量。

c. 按请验单的内容与成品的标签进行核对,无误后方可取样,取样后再随机取样检验,登记检验台账。

d. 在取样的准备工作,取样过程,结束阶段均应执行《取样管理规定》和《取样操作规程》(编号)。

3. 新产品开发部

【实习目的、要求】

如何参与药品制剂新产品、新工艺开发和新药的质量标准制定研究;熟悉新药开发的选题、设计、研究内容的技术要求及相关的管理政策和法规。通过参与企业新产品的开发过程,了解企业药品生产工艺改进、新制剂的开发、药品质量标准的制定、新药药理作用、临床应用的研究以及新药注册申报程序等工作;使学生了解新药开发的基本知识和程序。

【实习内容】

新药研发是一项系统的技术创新工程,从研发到市场是一个非常漫长和艰难的过程,其通过不断试验改进药物性能,证明该药物的有效性和安全性,同时经过严格的科学审查,最后取得允许上市的证明文件。药物从最初的实验室研究到最终摆放到药柜销售平均需要花费12年时间。进行临床前试验的5 000种化合物中只有5种能进入到后续的临床试验,而仅其中的一种化合物可以得到最终的上市批准。所以新药的开发是一个耗时耗力的工程。需要科研工作者付出艰苦的劳动和努力。

(1) 基本概念

新药:根据《中华人民共和国药品管理法实施办法》规定,新药是指未曾在中国境内上市销售的药品。

新药审批:《药品注册管理办法》中指出,新药申请是指未曾在中国境内上市销售的药品的注册申请。对已上市药品改变剂型、改变给药途径、增加新适应证的药品注册按照新药申请的程序申报。

(2) 新药的分类:

目前我国对于新药的分类,是将新药分成中药和西药两大部分,而中药、西药又按照各自不同的成熟程度再分类。现行《新药审批办法》将中西新药各分为五类,具体如下:

① 中药

第一类:中药材的人工制成品,新发现的中药材,中药材新的药用部位。

第二类:改变中药传统给药途径的新制剂,天然药物中提取的有效部位及制剂。

第三类:新的中药制剂(包括古方、秘方、验方和改变传统处方组成者)。

第四类:改变剂型但不改变给药途径的中成药。

第五类:增加适应证的中成药。

上面所列"中药材的人工制成品"系批用人工合成、培养发酵等方法配制的与原中药材性能相仿的产品，如人工麝香、人工牛黄，而不是指用提取或合成方法制的中药材中的某一有效成分。"中药材新药用部位"是指那些与原来使用的动植物药用部位不同者，如原使用的中药材为某一植物，而现在用其茎或叶等，即属此类。"改变中药传统给药途径的新制剂"主要是指注射剂，也含有传统中药所不采用的喷雾剂、肛门栓剂等。"天然药物中提取的有效部位"则是指由动植物中用化学方法提取的非单一有效成分，如总黄酮、总生物碱、总甙等，此点请勿与"中药材新药用部位"相混同。

② 西药

第一类：我国创制的原料药品及其制剂（包括天然药物中提取的及新合成的有效单体及其制剂）；国外未批准生产，仅有文献报道的原料药品及其制剂。

第二类：国外已批准生产，但未列入一国药典的原料药品及其制剂。

第三类：西药复方制剂，中西药复方制剂。

第四类：天然药物中已知有效单体用合成或半合成方法制取者；国外已批准生产，并已列入一国药典的原料药品及其制剂；改变剂型或改变给药途径的药品。

第五类：增加适应证的药品。

"我国创制的"药品，是指在国际上我国首次研制成功的药用品种；或发现的化合物原属已知但未见药用报道、我国首次研制供以药用的药用品种。这类化合物一般为化学合成或从动、植物中提取所得的纯品单体，有明确化学结构和理、化性质（抗生素可能为含有几种类似组分的混合物，其组成应基本恒定，并有足够的纯度），例如：青蒿素是从植物中提取出的有抗疟疾效果的单一成分，是我国首创的与现有抗疟药结构完全不同的新药，青蒿即为植物青蒿中的"有效单体"。"国外未批准生产，仅有文献报道的"药品，其文献报道的内容可能只是少量的初期实验室药理、毒理的研究报告，也可能已达到临床研究阶段，但尚未成为产品投入市场，我国首先作为药品生产，产品非常有效。青蒿素为国家一类新药。

"西药复方制剂"主要是指自行设计处方的复方制剂。我国将复方制剂以仿制品对待，列入第四类，其中主药有所改变，使药品治疗效果发生改变的则应列入第三类。而"中西药复方制剂"则通常为我国所特有，由中药和西药组方而成。

"已知有效单体"系指经提取方法获得并已批准供药用的单一有效成分，如三尖杉碱为已知有效单体，如由粗榧碱通过半合成方法制取，即属此类。

（3）新药研发及流程

新药的研发过程需要历经"药物发现"、"药物临床前研究"及"药物临床研究"三个阶段。通常，"药物临床前研究"及"药物临床研究"这两个研究阶段又被统称为"开发阶段"。从新化合物的发现到新药成功上市的过程通常被称为新药研发。新药研发及流程见图2－17。

4. 营销与市场中心

【实习目的】

熟悉我国有关药品生产和经营的有关法律、法规；了解药品的营销方法、策略、手段，并结合实际情况开展市场实践调研活动，树立药品销售是以其优良品质为前提的根本观念。

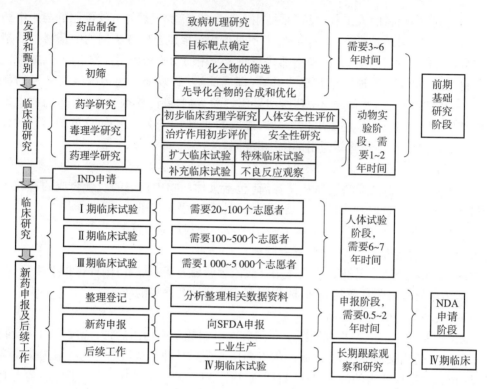

图2-17 新药研发流程图

【实习要求】

熟悉我国有关药品生产和经营的法律、法规。

了解药品的营销方法、策略和手段。了解市场调研对产品销售的作用。

掌握产品营销策略策划书的写作方法。

掌握医药代表的工作流程。

【实习内容】

(1)《药品质量管理规范》对药品经营企业的作用

药品生产和经营企业在药品经营过程中必须遵从《药品质量管理规范》(GSP),在药品流通过程中,针对计划采购,购进验收、储存养护、销售及售后服务等环节而制定一整套管理标准和规程,以有效防止质量事故发生、保证药品经营质量。

医药生产企业和经营企业实施《药品质量管理规范》,有利于促进药品经营企业综合素质的提高,经营理念的转变。使企业在质量和数量上,从单纯追求销售数量达到利润增长转变为既重视销售数量又重视药品质量,提高经济效益和社会效益同步增长的目的。有利于增强企业的竞争力。市场竞争由产品的竞争转向质量信誉的竞争,顾客所需要的是质量信得过的药品和优质的服务,不能赢得顾客就会被市场残酷地淘汰。有利于刺激企业追求技术进步。随着科学技术的发展和人们对药品质量的要求,刺激企业必须用先进的测试仪器和检验装置等技术进步来适应日益繁荣的市场,强调应用科学的检验规程,实现经济效益和社会效益同步增长的目的。有利于消除产品质量隐患,确保药品安全有效。《药品质量管理规范》体系的建立,从制度上规范了药品的经营行为,达到控制可能影响药品质量的各种因素,减少了发生质量问题的隐患,确保药品销售过程中安全、有效和稳定。有利于增强药品国际竞争力。

（2）药品营销

药品具有商品的所有属性,但药品是一种特殊商品,买药者不一定消费药品,消费者又大多没有选择用药品种、产地等权利和能力,药品市场一般不是主动消费而是被动消费。因此,销售药品需要了解药品市场,需要进行市场营销。

对于医药生产企业来说,药品营销就是将自己生产的药品推向市场,让间接消费者(医生、药师、医药分销商)了解商品的功效,让终极消费者(患者)满意。在消费者中树立企业形象,达到赚取长期利润和最大利润的目的。生产企业营销的不是商品,而是品牌、整个企业,是对药品市场的营销。

如何才能将品牌及整个企业推销出去,受到市场和消费者的认可呢？这就需要了解市场,对市场进行调研,从而制定缜密的营销计划,再使用营销策略和技巧达到企业目的。

（3）药品分销渠道和医药代表在这个营销过程中的作用

药品分销渠道指药品从生产企业转移至消费者或患者所经过的各种中间商连接起来形成的通路,也就是药品在其所有权转移过程中从生产领域进入消费领域的途径。药品销售渠道有直接销售和间接销售渠道两种,药品生产企业主要采取间接销售的营销模式。

药品生产企业营销渠道模式主要有如下几种：

医药生产企业→医疗单位→消费者

医药生产企业→医药零售企业→消费者

医药生产企业→代理商→医疗单位→消费者

医药生产企业→代理商→医药零售企业→消费者

医药生产企业→医药商业批发企业→医疗单位→消费者

医药生产企业→医药商业批发企业→医药零售企业→消费者

医药生产企业→代理商→医药商业批发企业→医疗单位→消费者

医药生产企业→代理商→医药商业批发企业→医药零售企业→消费者

医药代表(medicinal representation,MR)的营销贯穿于以上各模式的始终。他们是受过医药学专门教育的具有一定临床理论知识、药学知识及很好社交能力的富有经验的医药专业人员。其主要从事药品讲解、品牌推广和企业宣传工作,是代表药品生产企业向医药间接消费者(医生、药师、医药分销商)宣讲药品知识、药物信息,并承担售后服务。其服务对象是医院临床医药人员、医药分销商工作人员和部分终极消费者及家属。这些服务对象在药品消费中起着主导作用。

医药代表药品推广的一般过程：

寻找潜在客户→事前策划→接近客户→讲解与展示→处理解决客户疑虑→达成交易→跟进服务。

药品商务代表和医药代表有较大的区别。药品商务代表即药品物流渠道商,主要为客户提供药品商务咨询服务,并通过药品商务流程梳理与药品商务解决方案制定,形成药品商务运作标准;参与客户合作谈判、协议制定、药品配送及管理;客户日常商务工作(订单合算、款项处理等)以及药品资源的协调等工作。

（4）药品促销手段

广告、销售促进、公共关系、人员推销等。这些手段在医药销售常常综合应用。

（5）市场调研

市场调研是指有计划地对商品和服务市场相关问题所进行全方位数据收集、记录、统计、整理、分析的行为过程。为了提高计划或者决策的质量，获得第一手的药品市场信息数据，必须进行药品市场调研活动。医药市场调查就是指运用科学的方法，有目的地、有系统地搜集、记录、整理有关医药市场营销信息和资料，分析医药市场情况，了解医药市场的现状及其发展趋势，为医药市场预测和营销决策提供客观的、正确的资料。包括医药市场环境调查、医药市场状况调查、销售可能性调查，还可对消费者及消费需求、企业产品、产品价格、影响销售的社会和自然因素、销售渠道等开展调查。药品市场调研在药品营销过程中起到决定性的作用。

（6）市场调研的基本步骤

市场调研的基本步骤见图2-18。

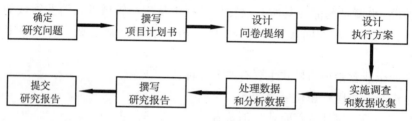

图2-18　市场调研的基本步骤图

（7）市场调研的基本方法

常用的市场调研方法有：观察调查法，实验法，访问法，网上调查，留置调查法，人员访问等方法，这些方法有时可以综合使用。医药市场的调研工作一般由专业的研究机构完成，医药生产、销售企业参与市场调研工作。

（8）市场调查的类型

按目的不同划分为探测性市场调查、描述性市场调查、因果性市场调查。

按市场的购买主体不同划分为消费者市场调查——消费需求及结构变化；生产者市场调查——市场商品供应量，产品的生命周期，商品流通的渠道。

按市场调查的时间要求不同划分为定期市场调查、经常性市场调查、一次性市场调查。

（9）医药市场调研的内容

医药市场调研的内容有目前的市场规模和复合年度增长率，市场竞争状况，医生或消费者使用这个新产品的可能性，产品概念，市场细分和目标市场选择，药品的价格策略，产品上市后跟踪，营销活动有效性和医药产品广告研究，等等。

中药材市场调研内容包括一切与中药材有关领域的行为、需求、动机等信息，主要有中药材市场环境、需求和营销情况的调研。

（10）如何撰写药品市场调研报告

调查报告是整个调查工作，包括计划、实施、收集、整理等一系列过程的总结，是调查研究人员劳动与智慧的结晶,也是客户或领导或团队需要的最重要的书面结果之一。它是一种沟通、交流形式,其目的是将调查结果、战略性的建议以及其他结果传递给管理人员或其他担任专门职务的人员。因此,认真撰写调查报告,准确分析调查结果,明确给出调查结论,是报告撰写者的责任。

第一部分　题页:题页点明报告的主题。包括委托客户的单位名称、市场调查的单位名称和报告日期。调查报告的题目应尽可能贴切,而又概括地表明调查项目的性质。

第二部分　目录表。

第三部分　调查结果和有关建议的概要:这是整个报告的核心,简短,切中要害。使阅读者既可以从中大致了解调查的结果,又可从后面的本文中获取更多的信息。有关建议的概要部分则包括必要的背景、信息、重要发现和结论,有时根据阅读者之需要,提出一些合理化建议。

第四部分　本文(主体部分):包括整个市场调查的详细内容,含调查使用方法,调查程序,调查结果。对调查方法的描述要尽量讲清是使用何种方法,并提供选择此种方法的原因。在本文中相当一部分内容应是数字、表格,以及对这些的解释、分析,要用最准确、恰当的语句对分析作出描述,结构要严谨,推理要有一定的逻辑性。在本文部分,一般必不可少地要对自己在调查中出现的不足之处,说明清楚,不能含糊其辞。必要的情况下,还需将不足之处对调查报告的准确性有多大程度的影响分析清楚,以提高整个市场调查活动的可信度。

第五部分　结论和建议:应根据调查结果总结结论,并结合企业或客户情况提出其所面临的优势与困难,提出解决方法,即建议。对建议要作一简要说明,使读者可以参考本文中的信息对建议进行判断、评价。

第六部分　附件:附件内容包括一些过于复杂、专业性的内容,通常将调查问卷、抽样名单、地址表、地图、统计检验计算结果、表格、制图等作为附件内容,每一内容均需编号,以便查寻。

(11)产品营销策略策划书的写作方法

产品的营销策略策划书是建立在市场调研基础上,对产品市场有了充分的了解和认识的前提下,应用营销学的原理,针对该产品的销售所做的应对计划。

配套数字课程提供了某公司对药品的营销所作的案例,可参考学习。

5. 仓储、保管

这部分内容可参见医院实习药品储藏和采购部门。

第四节

医药经营企业实习

医药经营企业是药品流通的重要环节,它涉及药品经营全过程,即药品的进、销、存的各环节,随着国家对药品管理的不断完善,药品经营企业质量管理和从业人员的素质也越来越引起各方面的关注。医药经营企业在经营过程中保证药品质量并赢得市场的根本途径当然是要认真实施《药品经营质量管理规范》(GSP),这样才能使企业向规范化、科学化、法制化和国际化方向发展,才能赢得市场,取得较大的经济效益和社会效益。作为药学类专业学生,在医药经营企业了解现阶段医药经营企业的运营方式,了解连锁经营、规模经营的概念和理论,了解医药经营企业遵从的 GSP 质量标准要求,不断地丰富专业知识和实际工作能力是非常必要的。

一、医药经营企业组织结构

送药经营企业组织结构见图 2-19。

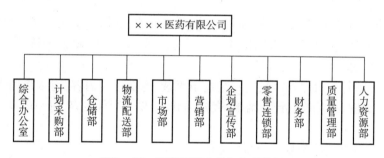

图 2-19　医药经营企业组织结构图

二、综合毕业实习

(一) 医药经营企业毕业实习目的和要求

在医药经营企业实习必须以药品经营企业的 GSP 质量标准为主线,认真熟悉药品经营过程中的进、销、存环节的质量要求和规章制度,掌握现代医药物流的运营特点,熟悉药品营销策略和方法,不断地充实自己的知识和提高自身能力。

通过医药商业企业的实习,使学生能较系统地将药品经营与管理的理论知识与实践技能结合起来,牢固掌握专业基本知识、基本理论和基本技能;掌握药品管理的法律法规,药品营销的基本技巧;了解医药商业企业运行的全过程,掌握药品流通过程中的管理方法,了解在药品流通过程(中)药学专业人员的任务和职责。学习国内药品营销的策略和方法,懂得如何进行市场调研,如何建立良好的客户服务关系,如何进行新产品推广,如何公关及广告策划,如何进行医药连锁药房的运营操作和管理等。

通过毕业实习,使学生毕业后基本能从事药品经营的工作,把学到的理论知识具体生动地运用到实践中。在实习中培养学生良好的职业道德,严谨的科学态度和工作作风,巩固所学的理论知识,培养分析、解决问题的能力。从而为毕业后从事医药工作打下基础。在实习期间,学生必须严格要求自己,遵守劳动纪律,明确实习目的,虚心学习,钻研业务,以更好地服务社会。

（二）实习时间

药学类专业学生毕业实习分成综合实习与专题实习两个阶段,原则上安排 20 周至 30 周时间,不同专业在同一部门实习时间安排可根据专业实习要求和实习单位的实际情况商定。在进行综合毕业实习的同时专题毕业实习可以同时进行(表 2 – 25)。

表 2 – 25　药学类各专业企业各部门实习时间安排表

实习类型	实习部门	实习时间	完成阶段
综合实习	市场部	4 周	实习期
	营销部	4 周	实习期
	零售连锁经营部	5 周	实习期
	质量管理部	3 周	实习期
	仓储部	3 周	实习期
	计划采购部	4 周	实习期
专题实习	科学实验和毕业论文实施	6 周	实习期
	毕业论文答辩	1 周	返学校

（三）实习部门与内容

1. 市场、营销部

【实习目的】

通过在医药公司市场营销部的实习,认识市场营销在医药组织中的重要作用,了解市场导向,熟悉医药市场的运作、管理营销的过程和营销企划工作。了解药品的营销情况。

在实践中了解 GSP 对药品流通的意义。

掌握市场营销管理过程及对营销环境的分析;掌握对行业与竞争者的分析;掌握对市场需求的衡量与预测及新市场的开拓;熟悉如何进行营销绩效的评估与控制;熟悉医药市场的运作、管理营销的过程和营销企划工作,了解药品的营销情况:了解药品行情,根据行情开发销售工作;掌握各种销售方式,了解医药行业的销售工作,熟悉销售环节、销售渠道,例如代理商、经销商、人员销售、终端销售等;熟悉销售目标及日常销售工作管理;熟悉客户服务管理,解决各种问题;熟悉营销信息系统和营销市场调研。

【实习要求】

熟悉 GSP,了解与医药销售相关的国家政策或企业的制度。

了解药品行情,根据行情开发销售工作。

熟悉客户服务管理,解决各种问题。

掌握市场营销管理过程及对营销环境的分析。

熟悉营销信息系统和营销市场调研。

掌握对行业与竞争者的分析。

掌握对市场需求的衡量与预测及新市场的开拓。

熟悉如何进行营销绩效的评估与控制。

了解医药公司的后勤仓管制度及状况,了解库存管理、货物管理、货物发放及收退管理,库存盘点等工作。

【实习内容】

对于医药商业企业,其经营的商品是比较特殊的"医疗用品",这就对企业经营活动有了不同于普通商品的更高的要求,针对医药商业企业国家制定了 GSP,保证医药经营企业经营的商品在进、存、销等各个环节都能保证质量,不发生差错事故。

医药商业企业包括医药批发企业和医药零售企业。

（1）医药批发企业指用自有资金从医药生产企业或药材市场购买商品,再将这些商品销售给其他批发企业或医药生产企业或零售企业或医疗机构,从中赚取利润。医药商业企业属于医药流通范畴,是医药流通的中间和终端环节,其经营活动受工商部门和医药监管部门双重管理。

（2）医药零售企业是指将小量的医疗用品从医药生产企业或医药批发企业购进后以市场价销售给终极消费者(患者),从而赚取批零差价的商业企业。

（3）药品批发企业在医药流通中的重要性

药品的生产和流通过程见图 2-20。

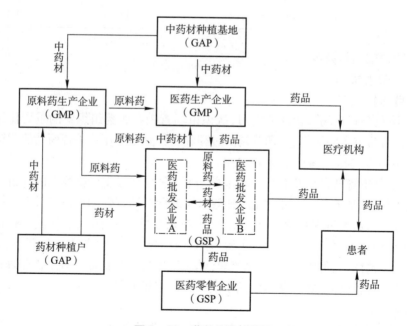

图2-20　药品生产流通图

该图说明了医药生产企业、医药批发企业、医药零售企业及医疗机构之间药品流动和相互之间的关系。药品批发企业是医药销售渠道中不可缺少的环节,在药品生产和销售过程中发挥重要作用。无论药品、中药材、饮片、原料药的销售,绝大部分由医药批发企业提供给医药医疗机构和医药零售企业,最后由医疗机构和零售药店分销给患者。完成药品整个流通过程。药品批发企业在现代医药流通体系中功能和作用日益明显。

（4）医药批发企业的服务对象

医药批发企业的服务对象比较宽泛,根据经营品种的不同分成:

经营处方药和非处方药:服务对象就是医疗机构、药品批发商和药品零售商。

经营原料药:服务对象是医药生产企业、原料药批发商和部分医疗机构、科研院所。

经营中药材:服务对象是原料药生产企业、药品生产企业和医疗机构、科研院所。

（5）市场、营销部工作内容

医药批发企业市场部工作内容是划分医药销售区域;分析区域内市场资源,开拓新市场,了解、预测市场行情,根据资源制订销售计划;开发、服务和管理客户。

销售工作内容是参与医疗机构的招投标采购,签订医药采购计划合同,服务医疗机构临床医药工作人员和零售医药企业,合同药品的配送、售后服务以及对账结款服务等。

市场、销售是医药商业企业生存的基本,在这个企业运行中起着重要的作用,企业运行离不开市场部对市场的分析和开拓,企业要成长需要销售部销售产品来实现企业的目标。

对于医药商业企业销售的是服务。以服务促销,以服务促进药品价值增长和企业的发展。

要求学生在本部门参与市场调研、药品销售的各个环节,经历一次完整的药品销售过程,切身体会如何进行市场营销管理;如何对营销市场调研和营销环境分析;如何进行客户服务管理,解决各种问题;如何进行营销绩效的评估与控制。真正了解医药公司的后勤仓管制度及状况,了解库存管理、货物管理、货物发放及收退管理,库存盘点等工作。

2. 计划采购部

【实习目的】

通过实习使学生了解医药商业企业医药流通过程的药品计划采购环节,有利于整体理解 GSP 的实施在医药商业企业中的地位和作用,锻炼学生计划能力和分析能力;通过实习使学生具备良好的交流能力和沟通能力,毕业后成为一名合格的（中）药学工作者,能够胜任计划采购工作。

【实习要求】

（1）了解医药计划采购的流程和相关规章制度。

（2）熟悉药品采购合同内容和签订合同时应注意的事项。

（3）掌握采购计划的制订原则和步骤。

【实习内容】

药品(中药材)质量是医药商业企业选择购货单位是首要条件,采购计划部门将按照采购程序,根据企业销售计划、汇总已签订的医疗机构供货合同、结合企业库存信息、阅读市场调研报告再经分析市场发展动向制定采购计划。

（1）医药商业企业药品采购计划实施流程(图 2－21)。

（2）医药采购计划制定原则

药品(中药材)的质量是计划采购人员编制采购计划的主要依据,医药采购计划制定的一般原则是"根据市场,以销定购"。这样可以节约资源,降低风险。

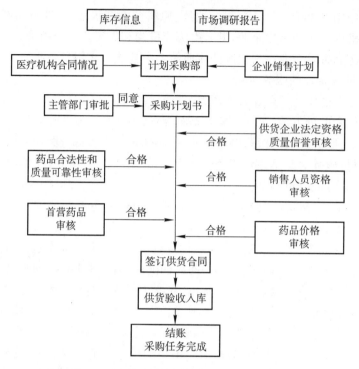

图2-21 医药商业企业药品采购计划实施流程图

（3）采购药品时注意事项

① 注意审核供货企业法定资格和企业信誉度。

② 注意审核企业生产经营的药品是否合法,质量是否合格优良。即:是否是合法企业生产或经营的药品;产品是否具有法定的质量标准,法定的批准文号和企业的生产批号;包装、标识是否符合有关规定;中药材是否按照GAP标准种植,是否注明产地。

③ 注意审核企业销售人员是否有合法的资格。

④ 注意审核"首营药品"企业资格和质量保证能力;并收集"首营药品"相关资料存档。即:收集批准文号和取得质量标准,收集"首营药品"的包装、标签、说明书,收集"首营药品"的性能、用途、检验方法、储存条件以及质量信誉等资料。

⑤ 注意审核药品价格信息和不同品牌产品对照,收集资料存档。选择价廉物美,品牌信誉度高的产品。

⑥ 采购药品时必须签订有明确质量条款的购货合同。内容包括:药品质量符合有关质量标准或质量要求,药品应该附有产品合格证,包装符合相关规定,进口药品应附有供应企业的证书和进口文件。注明采购药品的品牌、产地、单价、数量,等等。

（4）药品的验收入库

见本章仓储部实习的相关内容。

药品是一种特殊的商品,所以在经营过程中应建立完整的药品购进记录,保证其质量可以查寻追溯,特别对药品的品名、生产厂商、剂型、规格、有效期、供货单位、购进数量和购货日期等数据一定要有存档保留,现代化的管理为保存这些数据提供了很多便利条件,微机应用,各种管理软件的出现为保存药品购、销、存信息,提高企业管理水平和管理效率提供了保证。一般情况下,药品购进记录保存至超过药品有效期1年。

要求学生在本部门参与制定采购计划一次,学会采购制定步骤和制定采购计划需注意的事项。

3. 零售连锁经营部

【实习目的】

通过实习了解药品零售分销的情况,了解零售连锁经营的组织形式和运作模式,了解零售连锁销售的特点和优势,了解药品零售过程的质量控制。通过毕业实习,得到带教老师的指导和讲解,使课堂知识与实际得以联系,既巩固了理论知识,也为以后工作奠定了基础。通过毕业实习,使同学树立了药品销售过程中应以人为本,加强药品质量管理的执业理念。

【实习要求】

根据实习计划安排,熟悉药品零售连锁的组织形式和运作模式;熟悉药店经营过程中人流、物流、信息流的管理和药品销售流程;熟练药品零售技能,药品零售过程中质量的控制。

【实习内容】

近年来,我医药行业改革力度不断加大,药品流通逐渐放开,药品实行分类管理,医药分销市场对外资开放等,这些改革和变化给医药行业带来了巨大的冲击,医药流通格局也将会有巨大的变化。但由于我国医药流通体制改革相对滞后,医药连锁经营与其他行业比较起来还相形见绌,医改的滞后虽使医药连锁经营形成相对落后的局面,但也给医药连锁经营带来了巨大的机遇。目前我国药品销售发展进入较高集中度的资本运营阶段,从而派生出新的业态,即:健康管理中心、大型药妆美容食品店、综合小超市。虽然业态有所改变,但传统的销售内容、流程和质量管理依然存在。

药品零售连锁销售的形式包括企业内部药店的连锁、企业与企业之间的连锁和药店加盟企业的特许连锁。其特点是集中采购、集中供货、统一管理、统一形象、统一标牌、购销分离、规范运营。

(1) 药品销售连锁经营组织结构(图2-22)。

(2) 经营管理

药品销售连锁店的经营一般为经理领导下的店长负责制。店长按公司总的方略负责该店的经营活动和经营过程中的质量控制。药品的采购、配货、质量管理、业务培训、业务考核等由公司派专人负责管理。

店长:应具备大专以上学历或具备药师职称,三年以上医药专业工作经验,有现场指挥能力。熟悉国家有关药品管理的法律法规,严格遵守公司及门店各项规章制度,原则性强,有主人翁意识和组织领导能力。熟悉药品知识与经营品种质量管理的相关要求。其主要职责是贯彻执行《药品管理法》等有关药品管理方针政策,按GSP组织管理该店的正常销售运营。

驻店药师:应具有药师(含药师或中药师)以上技术职称,通过药品销售人员培训考核,具有相关证件。熟悉门店商品的品名、规格、厂家、用法用量、使用禁忌和注意事项。明确门店GSP相关工作,严格把关药品质量,保证门店药品销售质量安全。掌握医药相关知识,能切实做好门店顾客用药的咨询销售工作。熟悉国家药品管理法规,按公司总部质检要求

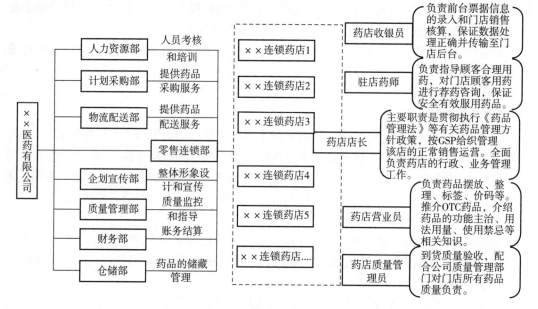

图 2-22 药品销售连锁经营组织结构图

接待门店质量投诉,并能把握原则和分寸,正确处理公司与消费者之间关系,利益均衡,考虑周全。主要工作职责是贯彻执行国家药品管理有关法律法规及药房质量方针,及时落实公司总部质检部门关于门店药品质量与销售管理的各项精神。对门店顾客用药、荐药咨询负责,指导顾客合理用药,保证安全有效服用药品。指导柜台人员做好药品销售工作。中药柜台技术指导人员应负责中药材上柜正确,药品鉴别准确,处方的审方、调配、复核工作无差错,对中药服用作指导性咨询,保证用药安全。药店质量管理员:应通过药品销售人员培训考核,具有相关证件。工作职责是认真执行《药品管理法》及 GSP 相关规定,严格按GSP 要求负责门店药品质量管理,做好在柜商品养护工作及效期管理。到货质量验收,配合公司质量管理对门店所有药品质量负责。

店营业员:应通过药品销售人员培训考核,具有相关证件。工作职责是认真执行《药品管理法》及 GSP 相关规定,熟悉管理区域内药品摆放及分区分类;负责药品摆放、整理、标签、价码等;负责向顾客正确推介 OTC 药品,及时介绍药品的功能主治、用法用量、使用禁忌等相关知识,保证用药安全。中药配方坚决执行处方调配制度;西成药凭处方销售处方用药,二者按处方复核制度双签名,保证无差错事故。负责相关柜台药品质量与养护,以及服务投诉的前期处理工作。

收银员:工作职责是严格遵守收缴款制度,负责准确无误地进行收缴款工作。负责前台票据信息的录入和门店销售核算,保证数据处理正确并传输至门店后台。中药处方核价前应认真审核处方内容(姓名、性别、年龄、住址、医生签名、药名、别名、剂量、副数、配伍禁忌、医嘱等)特殊原因应做好解释工作,严格按中药处方原则审方计价。

(3)销售过程的质量管理

① 药品销售连锁应按规定建立药品的销售记录,记载药品的品名、剂型、规格、有效期、生产厂商、购货单位、销售数量、销售日期等内容。销售记录应保存至超过药品有效期

1 年,但不少于 3 年。

② 销售过程应达到以下要求

A. 应按国家药品分类管理的有关规定销售药品:a. 在营业时间内,应有执业药师在岗,并佩带标明姓名、执业药师或其技术职称等内容的胸卡;b. 销售药品时,应由执业药师或药师对处方进行审核并签字后,方可依据处方调配、销售药品。无医师开具的处方不得销售处方药;c. 处方药不应采用开架自选的销售方式;d. 非处方药可不凭处方出售。但顾客要求,执业药师或药师应负责对药品的购买和使用进行指导;e. 药品销售不得采用有奖销售、附赠药品或礼品销售等方式。

B. 药品零售连锁门店销售的中药饮片应符合炮制规范,并做到计量准确。

C. 药品零售连锁门店应按国家有关药品不良反应报告制度的规定和企业相关制度,注意收集本企业售出药品的不良反应情况,应按规定上报有关部门。

D. 药品零售连锁门店应在营业店堂明示服务公约,公布监督电话和设置顾客意见簿。对顾客反映的药品质量问题,应认真对待、详细记录、及时处理。

(4) 零售店堂内陈列与储存

① 在零售店堂内陈列药品的质量和包装应符合规定。

② 药品应按剂型或用途以及储存要求分类陈列和储存:

A. 药品与非药品、内服药与外用药应分开存放,易串味的药品与一般药品应分开存放。

B. 药品应根据其温湿度要求,按照规定的储存条件存放。

C. 处方药与非处方药应分柜摆放。

D. 特殊管理的药品应按照国家的有关规定存放。

E. 危险品不应陈列。如因需要必须陈列时,只能陈列代用品或空包装。危险品的储存应按国家有关规定管理和存放。

F. 拆零药品应集中存放于拆零专柜,并保留原包装的标签。

G. 中药饮片装斗前应做质量复核,不得错斗、串斗,防止混药。饮片斗前应写正名正字。

(5) 陈列药品的养护

① 定期检查陈列与储存药品的质量并记录。近效期的药品、易霉变、易潮解的药品视情况缩短检查周期,对质量有疑问及储存日久的药品应及时抽样送检。药品储存时,应有效期标志。对近效期药品,应按月填报效期报表。

② 在店药品的储存应符合药品库房管理要求。具体可参见本章节仓储部实习内容。

③ 检查药品陈列环境和储存条件是否符合规定要求。应做好库房温、湿度的监测和管理。每日应上、下午各一次定时对库房温、湿度进行记录。如库房温、湿度超出规定范围,应及时采取调控措施,并予以记录。检查中发现的问题应及时向质量负责人汇报并尽快处理。

④ 还应做到:

A. 陈列药品的货柜及橱窗应保持清洁和卫生,防止人为污染药品。

B. 陈列药品应按品种、规格、剂型或用途分类整齐摆放,类别标签应放置准确、字迹清晰。

C. 对陈列的药品应按月进行检查,发现质量问题要及时处理。

（6）药品销售

① 销售介绍:正确介绍药品的性能、规格、用法、用量、禁忌和注意事项,不能扩大宣传更不能杜撰介绍。

② 处方药、中药销售:处方药、中药不能以开架自选的方式销售,需要凭处方或药方,经(中)药师以上职称的销售人员审方后方可调配销售,调配和销售人员均应在处方上审核签字,处方按规定管理。

③ 销售咨询:药店应负责提供药品咨询服务,指导患者安全、合理用药。同时为顾客宣传药品知识,提高群众的医药水平。

4. 仓储部

【实习目的】

通过毕业实习,使学生对药品储藏管理、GSP相关规定、药品储藏管理制度和仓储运作方式等基础知识得到较深入认识;同时,结合现代物流和现代仓储管理软件,进一步了解现代仓储物流企业的业务流程、生产等方面的情况;培养学生运用所学知识解决药品仓储管理实际问题的;进一步锻炼独立学习、独立思考、独立工作的能力,实现理论实践的结合,引导学生的创新意识,为以后从事相关行业打下基础。

【实习要求】

（1）了解药品仓储单位仓储规划和库区平面结构图。了解现代计算机技术在药品管理中的应用。

（2）熟悉GSP相关规定和药品仓储管理的各项规章制度,掌握药品仓储管理工作的流程。熟悉药品管理软件在仓储管理中的应用。

（3）熟悉药品仓储管理中入库、验收、码放、储藏的具体操作过程。

（4）掌握仓储过程中药品的保养和维护工作内容,确保药品仓储质量。

（5）实习中要求学生认真主动向老师请教,遵守实习单位规章制度,服从实习单位管理。

【实习内容】

根据《药品管理法》和GSP的规定,对医药商业企业应该具有与经营规模相适应的仓储条件。大型企业仓储面积不低于1 500 m²,中小企业仓储面积不低于1 000 m²,小型企业仓储面积不低于500 m²。仓储库区应该还包含有保管人员工作室、检验室、养护室、分装室等。

（1）仓库的分类

根据药品特殊的属性,药品仓储一般应分库(区)分类管理。按照药品的主要业务功能分成采购仓库、批发仓库、零售仓库、加工仓库、储备仓库中转仓库;按照仓库的建筑技术设备条件分成通用仓库、保温、冷藏、恒温恒湿仓库、气调仓库、危险品仓库;还可按建筑形式分类、按药品性质分类、按建筑面积大小分类等。

GSP规定,按一般管理要求分成待验库(区)、合格品库(区)、发货库(区)、不合格品库(区)、退货库(区)、中药饮片零货称取专库(区);按温度管理分成常温库(区)0~30 ℃、阴凉库(区)≤20℃、冷库(区)2~10℃,库房湿度为45%~75%;按特殊药品管理要求分成麻醉药品库(柜)、一类精神药品库(柜)、医疗用毒性药品库(柜)、放射性药品库(柜)、危险性药品库(柜)。药品库房按色标管理分成绿色、黄色和红色。绿色包括合格品库(区)、零货称取专库(区)、待发药品库(区);黄色包括待验库(区)、退货库(区),红色为不合格品库(区)。

(2) 仓储过程管理(图2-23)

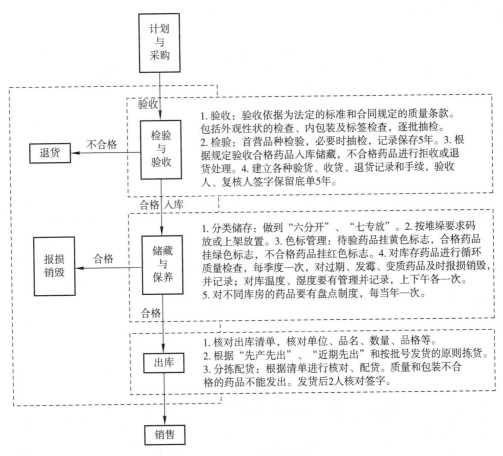

图2-23　仓储过程管理图

(3) 检验验收

检验验收组在接到入库通知单后,依照入库通知单所有项目对所到药品进行检验验收,合格产品登记后填写合格产品入库单,回执采购,通知前台开票处,进行入库录入;不合格药品登记后填写不合格产品通知单,回执采购,通知前台开票处,做退货处理。入库后的药品将进入下个程序——分类储存养护管理。

到货质量验收检验是一项重要的管理制度,是分清质量责任、把好质量关的关键环节。

① 药品检验

对首营品种应进行内在质量检验。某些项目如无检验能力,应向生产企业索要该批号药品的质量检验报告书,或送县以上药品检验所检验。

药品抽样检验的批数,大中型企业不应少于进货总批次数的 1.5%,小型企业不应少于进货总批次数的 1%。

药品检验应有完整的原始记录,并作到数据准确、内容真实、字迹清楚、格式及用语规范。记录保存 5 年。

用于药品验收、检验、养护的仪器、计量器具及滴定液等,应有使用和定期检定的记录。

② 药品质量验收

A. 药品外观性状检查。

B. 药品内外包装及标识的检查,其主要内容包括:每件包装中,应有产品合格证;药品包装标签和所附说明书,有生产企业的名称、地址、药品的品名、规格、批准文号、生产日期和有效期等。标签或说明书上还应有药品的成分、适应证或功能主治、用法、用量、禁忌、不良反应、注意事项以及储藏条件等;特殊管理药品、外用药品的标签或说明书上应有规定的标识和警示说明。处方药和非处方药按分类管理要求,标签、说明书上有相应的警示语或忠告语;非处方药的包装有国家规定的专有标识;进口药品,其包装的标签应以中文注明药品的名称、主要成分以及注册证号,并有中文说明书。进口药品应有符合规定的《进口药品注册证》和《进口药品检验报告书》复印件;进口预防性生物制品、血液制品应有《生物制品进口批件》复印件;进口药材应有《进口药材批件》复印件。以上批准文件应加盖供货单位质量检验机构或质量管理机构原印章;中药材和中药饮片应有包装,并附有质量合格的标志。每件包装上,中药材标明品名、产地、供货单位;中药饮片标明品名、生产企业、生产日期等。实施文号管理的中药材和中药饮片,在包装上还应标明批准文号。参见《药品包装、标签和说明书管理规定(暂行)》。

C. 作好验收记录。记录应记载供货单位、数量、到货日期、品名、剂型、规格、批准文号、批号、生产厂商、有效期、质量状况、验收结论和验收人员等。

D. 对销后退回的药品,验收人员按进货验收的规定验收,必要时应抽样送检验部门检验。

E. 对特殊管理的药品,应实行双人验收制度。

(4) 储存养护

理货组将验收合格产品进行入库并整理、码放、上架。整件货物依据剂型、生产日期分到相应的货区按照 GSP 规定码放;散货则根据货位,放置到相应的零库分区中的货架上保管。养护组对入库后的药品进行日常养护。

① 药品储存中的质量管理

A. 储存的药品,应有效期标志。对近效期药品,应按每月填报效期报表。

B. 药品堆垛应留有一定距离。药品离墙、屋顶的间距不小于 30 cm,与库房散热器或供暖管道的间距不小于 30 cm,与地面的间距不小于 10 cm。

C. 药品储存应实行色标管理。色标应按如下规定:待验药品区和退货药品区为黄色,合格药品区、零货称取区和待发药品区为绿色,不合格药品区为红色。

D. 对销后退回的药品,凭销售部门开具的退货凭证收货,存放于退货区,由专人保管并做好退货记录。经验收合格的药品,由保管人员记录后方可存入合格药品库(区);不合格药品由保管人员记录后放入不合格药品库(区)。退货记录应保存 3 年。

E. 不合格药品应存放在不合格库(区),并有明显标志。不合格药品的确认、报告、报损、销毁应有完善的手续和记录。

② 在库期药品质量的养护

A. 库存药品应根据流转情况定期进行养护和检查,并做好记录。检查中,对由于异常原因可能出现问题的药品、易变质药品、已发现质量问题药品的相邻批号药品、储存时间较长的药品,应进行抽样送检。

B. 库存养护中如发现质量问题,应悬挂明显标志和暂停发货,并尽快通知质量管理机构进行处理。

C. 作好库房温湿度的监测和管理。每天应上、下午各一次定时对库房温湿度进行记录。如库房温湿度超出规定范围,应及时采取调控措施,并予以记录。

③ 盘点管理

A. 库存盘点是指对库房的药品及负债进行核查,药品的实物盘点只是全部库存管理的一部分。

B. 实物盘点品质的好坏对一定时期经营业绩的评估有十分重要的作用。

C. 说明规定范围及原则以便检查和确保实物盘点的可靠性。

药品的盘点分区进行,设有主盘、副盘,盘完后,主、副盘对数据进行核对,从而确定数据准确性,如有差异二者重盘;复盘对账货不符的商品进行重盘。全员参与;抽盘是对个别药品进行盘点,评估盘点准确性。

(5) 出库、复核管理

仓库管理员接到前台开出的提货单进行核对,分拣员按药品出库规定配货,对于需封装的药品,按 GMP 要求进行,然后由库房管理员进行最后复核无误后签字发货。

出库复核是仓库管理的最后环节,其重要性不言而喻。对于每一个复核员要求都是很严格的。首先,认真负责和细致。其次,是要熟悉商品信息,看见货物要记录相关信息,如:产地,有几种规格等。

① 出库环节的质量管理

A. 药品出库应遵循"先产先出"、"近期先出"和按批号发货的原则。

B. 药品出库时,应按发货凭证对实物进行质量检查和数量、项目的核对。如发现以下问题应停止发货,并报有关部门处理:药品包装内有异常响动和液体渗漏,外包装出现破损、封口不牢、衬垫不实、封条严重损坏等现象,包装标识模糊不清或脱落,药品已超出有效期。

C. 在药品出库复核时,为便于质量跟踪所做的复核记录,应包括购货单位、品名、剂型、规格、批号、有效期、生产厂商、数量、销售日期、质量状况和复核人员等项目。复核记录应保存至超过药品有效期一年,但不得少于 3 年。

② 运输过程的质量管理。药品运输时,应针对运送药品的包装条件及道路状况,采取相应措施,防止药品的破损和混淆。对运送有温度要求的药品,途中应采取相应的保温或冷藏措施。搬运、装卸药品应轻拿轻放,严格按照外包装图示标志要求堆放和采取防护措施。

第五节
食品药品检验部门实习

　　食品药品检验所是药品检验的专业和权威部门,主要是通过抽检和委托检查方式,对本地区范围的食品药品质量进行检验检测。药学类专业学生在学校学到了医药学专业知识,这些专业知识如何应用到实践中去,需要一个实习实践的用武之地,而药检所可以提供给学生所需要的专业平台。所以,学生通过实际操作训练,培养能力,巩固和掌握专业基本理论、基本知识和基本技能,提高独立工作和科研实践的能力;了解实习单位各部门的组织和任务,实现从学生到执业者的过渡。这是毕业实习最基本的目的。

一、食品药品检验所组织结构

　　现行食品药品检验机构的组织结构(图2-24)。

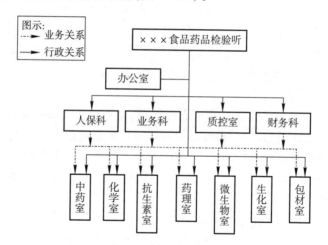

图2-24　食品药品检验所组织结构和业务关系图

二、综合毕业实习

(一) 食品药品检验所毕业实习目的与要求

　　药检部门毕业实习对于药学类专业毕业生是非常必要的,它既是理论教育的延伸,又是实践工作的开端。为了使学生尽快地进入实习状态,实现质的转变,一是做好实习前职业道德、规章、制度的培训工作,帮助实习生树立良好的职业道德和安全意识,并充分认识到遵守规章制度的重要性;二是制定详细的理论和技能教学计划,力求通过理论和检验实践相结合的培训方法,使实习生尽可能在短时间内比较全面地了解药品检验的工作内容和方法;三是培养学生的自学能力、独立动手实验能力和解决问题能力,为实习生今后走上工作岗位,迅速适应各类药物分析、检验工作,打下坚实的基础。

通过药品检验所的实习,理论联系实际,进一步巩固和掌握药品的质量检验、药品微生物的检查、药品质量标准的研究制定及药理学等基本理论、基本知识和基本技能,初步具备在药品检验所从事药品检定、药品质量分析、微生物学检查、新药质量标准的制定和复核、药理药效及毒理学研究的能力。

在明确实习目的的基础上,具体要求了解各级药品检验所组织和任务以及各项专业技术管理制度;掌握药品的质量控制、质量标准制定的方法和药品标准的管理工作;掌握中药真伪优劣鉴定的基本理论和基本操作技能;了解药品质量监督、检查工作的内容;了解红外、气相、紫外等分析技术在中药成分检测识别方面的应用;了解新药的临床、鉴定和审批的有关规定。要求毕业生在思想上,要坚持党的基本路线和方针政策,深入贯彻落实科学发展观,全面提高学生的思想道德素质,树立诚实守信、遵纪守法,热爱医药事业,全心全意为人民服务、为社会主义现代化建设事业服务的理想信念。同时,重视药检部门实习机会,遵守实习单位工作制度,服从实习带教老师的管理和指导,积极进取、开拓创新,树立远大的职业理想和高尚的职业道德,争取做一名合格的医药行业的优秀执业人。

(二) 实习时间

药学类专业学生毕业实习分成综合实习与专题实习两个阶段,原则上安排20周至30周时间,不同专业在同一部门实习时间安排可根据专业实习要求和实习单位的实际情况商定。在进行综合实习的同时可以进行专题实习(表2-26)。

表2-26 药学类各专业药检部门实习时间安排表

实习类型	实习部门	实习时间	完成阶段
综合实习	化学室	4周	实习期
	药理室	3周	实习期
	中药室	4周	实习期
	抗生素室	3周	实习期
	微生物室	3周	实习期
	生物化学室	3周	实习期
	包装材料室	3周	实习期
专题实习	科学实验和毕业论文实施	6周	实习期
	毕业论文答辩	1周	返学校

(三) 实习内容

1. 各检验科室实习目的和实习要求

化学室

食品药品检验所化学室一般负责辖区化学原料药、化学药品及其制剂的检验,参加化学药品的监督抽样,承担辖区化学药品的复验工作和基层药检机构化学药品检验人员的进修及业务指导工作。负责本所滴定液的配制、标定、核对、供应和对精密仪器的使用管理工作。

【实习目的】

化学室是药检所重要的科室之一,通过在药检所化学室的实习,理论联系实际,巩固学校所学的理论知识,进一步理解和掌握化学原料药及其制剂的检验方法和操作技能;掌握药检所化学药品抽样、复验工作程序;更加熟悉药品滴定液的配制、标定、核对等方法和对精密仪器的使用管理工作。为实习生今后走上工作岗位,迅速适应工作,打下了坚实的基础。

【实习要求】

要求学生熟悉《中华人民共和国药典》、国家食品药品监督管理局(部)颁标准的有关规定。

(1)掌握化学药品含量的测定、水分测定、有机物残留、致病菌、杂菌的检查等实验方法。

(2)按《中华人民共和国药典》的有关规定,独立配制各种实验用试剂,掌握药品的性状鉴别、薄层色谱、气相色谱、高效液相色谱、红外光谱、紫外光谱和分光光度法等各类分析方法及普通剂型常规的检验项目。能够按照《中华人民共和国药典》配制检验所需要的各种滴定液,并予以核对、标定、贴签保存。

(3)熟悉药品检验的程序如样品的接收、实验过程的记录、检验报告的书写及检验结果的复核等。

(4)熟悉药品质量标准研究的制定、技术要求、实验原始记录的书写、《药品检验所质量管理规范》的要求。

(5)了解药品检验所的性质、任务和组织情况;各项业务的管理制度、实验室管理制度和技术要求,明确药检工作者的职责。

药理室

药理室负责辖区药理试验等项目的质量技术检验工作,承担药理试验标准的审核和修订工作;承担药品生产企业、医疗器械、药包材、医院制剂室洁净室环境的综合测试工作,接受基层单位检验人员的业务进修,接收药理试验验证的委托和复核。

【实习目的】

通过药理室的实习,整体了解药品检验机构药理检验部门的工作内容和职责,将书本理论知识应用于实际工作,从而加深对理论知识的理解和对专业方向的认识。药理部门各个工作程序的实习,对学生的实际操作能力进行规范性的训练,使同学们对药理实验的一般方法、基本操作技能,对细菌内毒素、热原、异常毒性、溶血等安全性动物实验项目的检验更为熟练;对药效学、毒理学实验,对实验数据的处理、实验项目的管理等科研工作更为熟悉,从而为学生毕业后迅速适应工作岗位打下坚实的基础。

【实习要求】

(1)掌握药物主要药效学试验方法,如心血管系统、神经系统、消化系统、泌尿系统和免疫系统等常规的实验方法及数理统计法。

(2)掌握中药的毒理学试验,即急毒、最大耐受量测定及长毒试验方法。

(3)熟练掌握药理实验一般方法和基本操作技能,掌握常见中、西医病症动物模型的复制技术。

(4)熟悉常用仪器设备的使用,掌握有关的试剂配制。

(5)了解实验动物的使用和管理制度,掌握常用实验动物的饲养方法。

(6)了解药理研究室的任务、主要工作职责及各项管理制度。

中药室

中药室是食品药品检验所非常重要的检验科室之一,不同的检验所根据功能分成中药室一和中药室二。中药室负责中成药、中药材、中药饮片的质量技术检验工作,承担中成药、中药材、中药饮片、中药提取物质量标准的制定、复核和修订工作,负责中药资源、中药材种植及加工的调研、开发利用及安全性评价等科研工作,负责植物标本和药材标本的收集、补充、鉴定和保管,负责中药材、中药提取物新技术、新工艺、新方法研究及科研合作等工作,负责各类成制剂、天然药物中非法添加化学药品和各类农药残留量的检测,接受基层单位检验人员的业务进修,参与对药品生产企业、医疗器械、药包材、医院制剂室的洁净室环境的综合测试。

【实习目的】

通过中药室实习,使学生对中药室工作内容和职责有一全面的了解。在实习过程中,学生对中药资源、中药制剂、中药材、中药饮片、中药标本、中药提取物等概念有更为深刻的理解和认识,对与中药有关的产品和检品的检验方法和检验内容有更完整的知识储备,对书本所学的理论知识和基本操作技能在实习过程中得到验证和提高。使学生对行业有完整和清晰的认识,使基础理论更扎实,基本操作更熟练,对专业更热爱,具备从业的良好素质。

【实习要求】

(1) 掌握常用中药的基原、性状、显微和理化的鉴别法,能熟练描述和准确作图。掌握徒手切片、组织解离、粉末制片等显微制片技术;掌握商品药材中有关成分的分离提取鉴定方法。熟悉中药资源、中药材种植、中药材加工和中药材市场调研工作程序和调研报告的内容和写作方法。

(2) 按《中华人民共和国药典》的有关规定,独立配制各种实验用试剂,掌握中药的性状鉴别、显微鉴别、薄层色谱、气相色谱、高效液相色谱等各类分析方法及如片剂的崩解度等其他剂型常规的检验项目。掌握中药水分测定、灰分测定、挥发油测定、浸出物测定、农药残留测定,螨虫、致病菌、杂菌的检查等实验方法。

(3) 熟悉药品检验的程序如样品的接收、实验过程的记录、检验报告的书写及检验结果的复核等。

(4) 熟悉药品质量标准研究的制定、技术要求、实验原始记录的书写、《药品检验所质量管理规范》的要求。

(5) 了解药品检验所的性质、任务和组织情况;各项业务的管理制度、实验室管理制度和技术要求,明确药检工作者的职责。

抗生素室(含微生物)

负责抗生素药品检验和标准复核;药品的无菌检查及微生物限度检查;负责药品标准、检验方法中抗生素药品及药品微生物限度检查法,无菌检查法的起草、复核和修订工作;负责抗生素、微生物方法学新技术、新方法的研究及科研合作等工作;负责菌种的购入、保管、传代及培养基质量控制工作;承担由国家食品药品监督管理局和国家药典会下达的新版药典等国家标准中抗生素药品新增、修订品种质量标准的起草和复核工作;承担由国家食品药品监督管理局、国家药典委员会和中国药品生物制品检定所下达的各项有关抗生素药品的科研课题。负责本系统和外来技术人员的业务指导与培训工作。

【实习目的】

通过实习,使学生在较短的时间内了解药检机构抗生素室主要工作内容和程序。跟随带教老师参与抗生素室工作,巩固理论,加强实践,进一步熟悉基础理论和基本操作。掌握抗生素药品依法检验方法,提高综合实力,为毕业后从事相关工作打下坚实基础。

【实习要求】

(1) 了解抗生素室主要工作内容和程序。了解本部门工作的规章制度和基本要求。

(2) 熟悉抗生素药品及药品微生物限度检查法、无菌检测法。

(3) 熟悉科研研究工作的步骤和方法。

(4) 掌握《中华人民共和国药典》关于抗生素药品和药品微生物的检验和复核的步骤、内容和方法。掌握菌种的保管、传代及培养方法。

包装材料室

承担直接接触药品包装材料的监督检验、委托检验和注册检验工作;及时提出准确规范的检验报告;承担药品包装材料及部分医疗器械进行质量检验的技术核对、技术仲裁等工作;承担国家食品药品监督管理局药品包装材料标准的起草、复核等工作;定期做出药品包装材料及部分医疗器械质量分析报告,建立健全产品质量档案。

【实习目的】

包装材料的检验指对药品包装材料的化学、物理机械性能的检验。通过本部门的实习,使学生了解包装材料在药品的生产、储藏、销售和使用过程中的意义,了解药品包装材料分类和使用范围。进一步巩固和掌握药品包装检验的基本理论、基本知识和基本技能,初步具备在药品包装材料检验和研究的能力,从而提高学生整体素质,为以后工作打下坚实基础。

【实习要求】

(1) 了解药品包装材料室的工作程序、内容和各种规章制度。

(2) 了解药品包装材料的分类和质量要求。

(3) 熟悉药品包装材料检验的环节和步骤。熟悉药品包装材料检验标准。

(4) 掌握《中华人民共和国药典》关于药品包装材料检验的项目、内容和方法。掌握检验报告填写方法和内容,学会药品包装材料及部分医疗器械质量分析报告的书写方法。

2. 食品药品检验所职责

(1) 负责本辖区药品生产、经营、使用单位的药品检验和技术仲裁。

(2) 草拟本辖区药品抽验计划,承担抽验计划分工的抽验任务,提供本辖区药品质量公报所需的技术数据和质量分析报告。

(3) 承担部分国家药品标准的起草、药品新产品及医院新制剂审批的有关技术复核工作。

(4) 承担药品质量的认证工作。

(5) 开展药品检验,药品质量等有关方面的科研工作,参与全国性有关药品检验的科研协作。

(6) 指导本辖区药品检验所及药品生产、经营、使用单位质量检验机构的业务技术工作,协助解决技术疑难问题,培训有关的技术和管理人员。

（7）综合上报和反馈药品质量情报信息。

（8）执行食品药品监督管理局交办的有关药品监督任务。

3. 药品检验所实验室质量管理规范（试行）

参见配套数字课程中的相关内容。

4. 食品药品检验所药品检验程序（图2－25）

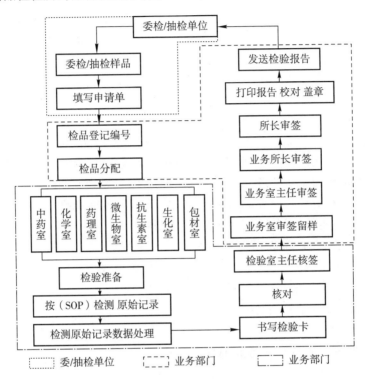

图2－25　食品药品检验所药品检验程序图

（1）委托检验

由业务部门接收检品,审核所附资料和检验目的,有关检验问题与主、协检科室联系后,确定当日为收验日期,并开具收费通知单。由委托方填写药品检验委托书。收费通知单交委托单位或个人一份,交财务科一份,业务科留一份。

（2）检品抽验

监督办成员到药品生产、经营、使用单位抽样,填写抽样凭证,并将样品与抽样凭证交业务科验收,共同填写药品检品接收证明,相关人员签字,并由业务科确定主、协检科室及检验日期,并按规定将备份留样登记保存。

（3）检品登记编号

业务部门登记、编号并打印委托检验/抽验检验卡。

（4）检品分配

业务主管部门将编号后的检品与检验卡按检品分工原则分拣后一并送往相关检验科室（中药室、化学室、药理室、微生物室、抗生素室、生化室和包装材料室等）,检验科室人员核对检品信息,填写相应的项目并签字;如有问题则将检品及检品卡返回业务管理部门处理。

（5）检验、记录、数据处理与书写检验卡

检验科室收到检品后，由室主任及时分配，抽验检品进行全检，委托检品按委托项目检验，并在规定周期内按现行 SOP 或提供标准完成。加急检品应按商定时间完成，加急检品由业务科、检验科室和送检单位共同商定检验时间。检测完成后书写检验卡。

（6）核对、检验科室负责人审核签字

检验人员、校对人员、室主任在检验原始记录及报告书底稿上填写相关内容并签字。协检科室将协检卡及不合格检品的剩余检品交主检科室，由主检科室写成报告后，将报告相关检验资料送交业务科，并把剩余的不合格检品一并送交业务科登记保存。

（7）业务部门、所长审签、留样、存档

业务部门将检验报告等相关材料进行审核报业务科主任审核原始记录及报告书底稿后签字，原始记录、报告底稿若发现问题则退回原检验科室主任，由科室进行相应更改或处理。将审核过的资料送分管所长审批签字；分管所长审签检品原始记录与报告书底稿，不合格药品的检验原始记录及报告书底稿送交所长审批签字；经所长审签后的不合格报告及审签后的合格检品报告书送业务管理部门打印员打印；凡发现问题的原始记录与报告书底稿均返回原科室进行处理。业务部门将经所长审签后的各种检验相关技术资料按检验卡号分类存档，并按规定的时间期限保存以备核查、调阅。

（8）打印报告、核对、盖章、发送报告

核对打印稿，无误后盖章，发送报告至委检/抽检单位或个人。

5. 食品药品检验所药品质量管理文件

（1）各化验室的安全管理制度

一般化验室的安全管理要求：

① 化验室要做到文明卫生，整洁有序。

② 所有的试剂、试药分类摆放，标志明显。

③ 化验室应配置必要的消防设施，摆放合理且处于完好状态。

④ 进入化验室应按规定穿戴工作服和防护用品；凡正在进行检验工作时，不得擅自离开工作岗位，以免发生意外。

⑤ 禁止在化验室内饮食、吸烟，更不能用实验容器作食具，不准摆放与检验工作无关的物品。

⑥ 化验室只允许储存少量必需使用的试药试剂，多余的化学试剂须储存在规定的储存室中。

⑦ 在使用试药试剂时，应仔细核对品名、规格，以免差错。

⑧ 严禁试剂入口，在吸取试液时，禁止用嘴吸取。

⑨ 凡使用有毒、有刺激、易爆试药试剂或产生有毒有刺激气体时，应在通风橱内进行，并按规定戴好防护镜、乳胶手套、口罩等。

⑩ 开启易挥发的试剂瓶时，不可使瓶口对着自己或他人，室温较高时，还应先在冷水里浸一段时间后再开启瓶盖。

⑪ 检验过程中要加热去除易挥发或易燃性有机溶剂时，应在水浴锅、油浴锅或严密的电热板上缓慢进行。严禁用明火或电炉直接加热。

⑫ 使用后的废弃毒性试剂或试液,需进行减毒处理后方可丢弃。

⑬ 使用电器应注意安全,不得用潮湿物接触电器。

⑭ 使用有毒有刺激试药试剂,工作完毕后应及时仔细地洗手和漱口。

⑮ 工作结束或离开化验室前应检查并关闭室内的水阀、气阀、电源等。

分析仪器室的安全管理要求:

① 仪器室内应保持整洁、干净,有防尘、防震、防静电设施和温湿度监控装置。

② 检验用仪器须专人负责保管、使用、维修、保养和定期校验。

③ 所有仪器应建立相应的档案。

④ 所有仪器均应有标准操作规程。

⑤ 仪器发生故障时应及时报告,由专人维修。

⑥ 工作结束后应关掉电源、稳压器,洗好测量器具,罩上仪器外罩。

微生物检测室的安全管理要求:

① 室内要保持清洁整齐。

② 工作时应穿着工作衣、帽,私人的外衣不得与工作服放置一处。

③ 污染有细菌的物品、器具、实验桌面等应及时处理,严格消毒。

④ 一切有细菌或霉菌的培养物,观察结果完毕后,由实验人员将其放入有盖的搪瓷桶内,在桶底部应覆盖浸湿5%苯酚的纱布。

⑤ 如手部触及细菌培养物,应立即浸入1:1 000新洁尔灭液中消毒。

⑥ 遇有装有细菌培养物的器皿如培养有细菌的试管或双碟掉地破碎时,禁止操作人员在室内或至室外走动。

⑦ 一切检验用菌种应按照规定,定期传代,每次应记录接种的数量支数及保存的总支数。

⑧ 无菌试验用活性的培养物,应灭菌处理后再清洗。

(2)玻璃仪器的洗涤、干燥及灭菌管理规程

洗涤剂种类及其使用范围:

① 洗涤剂种类:最常用的洗涤剂有肥皂、洗洁精、洗液等。

② 洗涤剂使用范围

肥皂、洗衣粉、去污粉等一般用于可以用刷子直接刷洗的仪器。

洗液多用于不便用刷子洗刷的仪器。常用洗液的配制与使用方法见表2-27。

有机溶剂可用于油脂性污物较多的仪器。

表2-27 常用洗液的配制方法和使用注意事项

洗液名称	配制方法	使用方法及注意事项
铬酸洗液	1. 将20g $K_2Cr_2O_7$ 溶于20 mL门口水中,再慢慢加入400 mL门口浓硫酸 2. 在35 mL门口饱和 $Na_2Cr_2O_7$ 溶液中,慢慢地加入1 000 mL门口浓硫酸	1. 主要用于洗除被有机物质和油污沾污的玻璃器皿 2. 强氧化性洗液,对染有钡、铅盐类和水玻璃痕迹,以及对高锰酸钾、氧化铁无清除能力。易造成铬污染,不适用于对铬的微量分析 3. 具有强腐蚀性,防止烧伤皮肤、衣物 4. 用毕回收,可反复使用。若洗液变成墨绿色则失效,可加入浓硫酸将 Cr_2^+ 氧化后继续使用

113

续表

洗液名称	配制方法	使用方法及注意事项
碱性乙醇洗液	将 120 g NaOH 固体溶解于 120 mL门口水中,放冷后加工业酒精稀释成 1 000 mL 门口	1. 在铬酸洗液洗涤无效时,用于清洗各种油污 2. 由于碱对玻璃的腐蚀,玻璃磨口长期暴露在该洗液中易被损坏 3. 须存放于胶塞瓶中,防止挥发,防火,久贮易失效
碱性高锰酸钾洗液	4 g KMnO₄ 固体溶于少量水中,再缓缓加入 100 mL 门口 10% NaOH 溶液	1. 清洗玻璃器皿内的油污或其他有机物质 2. 浸泡后器壁上会析出一层 MnO_2,需用盐酸溶液或盐酸加过氧化氢溶液或草酸溶液除去
酸性硫酸亚铁洗液	含少量 FeSO₄ 的稀硫酸溶液	1. 清洗由于储存 KMnO₄ 溶液而残留在玻璃器皿上的棕色污斑 2. 浸泡后刷洗

玻璃仪器的洗涤:

① 洗涤方法

水刷洗:既可溶解除去水溶性物质,也可以洗去附在仪器上的灰尘,并促使不溶物的脱落。

洗涤剂刷洗:先将仪器用水湿润。然后用毛刷蘸取少许洗涤剂,将仪器内外刷洗一遍,然后边用水冲边刷洗。

洗液洗涤:有些仪器可以先选用适宜的洗液浸洗,再用水冲洗。

注意事项:使用洗液的时候,应先把仪器内的水沥干,然后往仪器内加入少量洗液,再斜着缓慢转动,使仪器的内壁全部被洗液湿润。应随时将装洗液的瓶子盖上瓶盖。失去去污能力的洗液的废液应在废液缸中统一处理。在清洗仪器时,当换用另一种洗液时,一定要除尽前一种洗液。凡是已洗净的器皿,决不能再用布或纸去擦拭。

② 玻璃仪器的灭菌

湿热灭菌:在蒸汽灭菌柜(或灭菌釜中),于 121 ℃ 灭菌 15 min 以上或 115 ℃ 灭菌 30 min以上。

干热灭菌:在电热灭菌烘箱中,于 200 ℃ 灭菌 30 min 以上。

玻璃仪器的保存:洗干净并经干燥的仪器通常倒置于干净的橱内保存。

（3）试药的管理规程

选用原则:

① 标定滴定液采用基准试剂。

② 制备滴定液可采用分析纯或化学纯试剂,但不经标定直接按称重计算浓度者,则应采用基准试剂。

③ 制备杂质限度检查用的标准溶液,采用优级纯或分析纯试剂。

④ 制备试液与缓冲液等可采用分析纯或化学纯试剂。

化学试剂的储存与使用:

① 化学试剂的储存环境　化学试剂应单独储存于专用的药品储存室内。储存室应阴凉避光,应有良好的耐腐蚀、防爆排风装置,有恒温、除湿装置等。储存室应设在安全位置,室内严禁明火,消防灭火设施器材完备。盛放化学试剂的储存柜需用防尘、耐腐蚀、避光的

材质制成,顶部需装有通风设施,取用方便。

② 化学试剂的储存保管　化学试剂的储存保管由专人负责。检验中使用的化学试剂种类繁多,须严格按其性质和储存要求分类存放。试剂分类:一般按液体、固体分类。试剂储存,各种试剂均应包装完好,封口严密,标签完整、内容清晰,储存条件明确。保持储存室内清洁,通风和温湿度,保证储存条件符合规定要求。

③ 化学试剂的发放使用:试剂管理员负责试剂的发放工作。填写发放记录,内容包括:品名、规格、批号、领用量、领用人、领用日期、发放人、发放日期。发放人检查包装完好、标签完好无误方可发放。遇有瓶签字迹不清、破损难辨或超过使用期限者应不得发放使用。

(4) 药品的留样观察管理制度

留样范围:

① 进厂原料、辅料检验后均须留样,内包装材料、标签、标示物根据实际需要决定是否留样。

② 中间产品,每批均须留样,并对影响中间产品质量的指标作重点观察。

③ 成品需要留样:成品留样又分为一般留样及重点观察留样。留样观察记录见表2-28。

表2-28　留样观察记录样表

留校观察记录表

文件编号:

留样检品名称:　　　　保存条件:温度　℃,　相对湿度　%

留样日期	产品规格	留样批号	观察项目	各月份观察结果(月)										备注
				0	3	6	12	18	24	30	36	48	60	
结论														
			操作者											

留样数量:

① 一般留样的样品量:每个品种,每个批次取全检量的3倍。

② 重点留样的样品量:每个品种连续抽取3个批次,每个批次取样量为应该检验次数的全检量加1次全检量。

留样期限:

规定有效期的药品留样期限为有效期后1年,不规定有效期的药品留样期限为3年。

留样观察时间及内容:

重点观察留样:重点观察留样一般第一年每隔3个月进行一次,第二年每隔6个月进行一次,以后每年一次,即分别于0个月、3个月、6个月、9个月、12个月、18个月、24个月、36个月、48个月和60个月进行检测。部分重点考察项目见表2-29。

表 2 – 29　原料药与药物制剂稳定性重点考察项目表

剂型	稳定性重点考察项目
原料药	性状、熔点、含量、有关物质、吸湿性以及根据品种性质选定的考察项目
片剂	性状、含量、有关物质、崩解时限或溶出度或释放度
胶囊剂	性状、含量、有关物质、崩解时限或溶出度或释放度、水分、软胶囊要检查内容物有无沉淀
注射剂	性状、有关物质、pH、可见异物、应考察无菌
颗粒剂	性状、含量、粒度、有关物质、溶化性或溶出度或释放度

留样要求：

① 留样应封口严密、完好，并贴上标签。

② 留样观察室应根据药品的储存条件分别设置。

③ 留样通常在常温状态下保存。

④ 重点观察留样必须是经检验合格的产品。

⑤ 留样室应设在阴凉、干燥、通风及避光的房间内，室内配有温湿度计等设施。

⑥ 不同品种的样品必须分别存放。

⑦ 凡在留样期间，发现样品质量变化情况异常的应及时写出留样质量变化情况汇报。

⑧ 留样不得外借或擅自处理。

6. 检验原始记录与检验报告书的书写

（1）检验原始记录与检验报告书的书写要求

检验原始记录的书写要求

① 记录原始、数据真实，内容完整、无涂改。

② 应及时、完整地记录实验数据和实验现象。

③ 如发现记录有误，可用单线划去并保持原有的字迹可辨，并在其上方写上正确的内容并署上姓名。

④ 检验结果，无论成败，均应详细记录、保存。

⑤ 每个检验项目均应写明标准中规定的限度或范围，并作出单项结论。

⑥ 检验原始记录中，依次记录各检验项目。

检验报告书的书写要求

药品检验报告书的填写必须做到：

① 检验依据准确，数据无误，结论明确，有检验专用章。

② 检验报告书的格式应规范。

③ 应在"药品检验报告书"字样之前冠以药品检验单位的全称，并依次填写检验报告书的表头内容。

④ 报告书表头之下的首行，横向列出"检验项目"、"标准规定"和"检验结果"三个栏目。

⑤ 药品检验报告书结论应包括检验依据和检验结论。

（2）药品检验原始记录和检验报告书的样张

药品检验原始记录的样张

在药品质量检验之前，首先应记录检品的基本情况（表 2 – 30），然后在检验过程中按要求及时地将每一单项检验的具体方法、过程、结果及结论等记录下来（表 2 – 31）。

表 2 – 30　药品检验所药品检验原始记录首页样张

药品检验所药品检验原始记录首页样张

编号：

药品检验所药品检验原始记录

检品编号：	检验日期：
药品名称：	原始记录共　页
生产国别,厂牌：	
药品剂型：	
药品规格：	
药品批号：	
检验依据：	
性状：	
结论:□　符合规定　　　　□不符合规定	

检验者：　　　　　　　复核者：　　　　　　　第 1 页

表 2 – 31　药品检验所药品检验原始记录首页样张

药品检验所药品检验原始记录样张

编号：

药品检验所药品检验原始记录

检品名称：	检品编号：	检验日期：
批号：	规格：	

检验项目：

　　检验方法、过程：

　　检验现象或结果：

结论:□　符合规定　　□　不符合规定

检验者：　　　　　　　复核者：　　　　　　　第　页

药品检验报告书的样张

检验报告书主要是记录检品的基本情况、检验项目、标准规定、检验结果及结论等（表 2 – 32）。

表2-32　药品检验所药品检验原始记录首页样张

药品检验所药品检验报告书样张

编号：

药品检验所药品检验原始记录

检品名称：	检品编号：	检验目的：
批号：	规格：	检验项目：
生产单位：	供样单位：	检验日期：
检验依据：		报告日期：

检验项目　　　　　　　　标准规定　　　　　　　检验结果

【性状】

【鉴别】

【检查】

【含量测定】

结论：

负责人：　　　　　　　　复核人：　　　　　　　　检验人：

（3）检验原始记录和检验报告书的填写说明

药品检验原始记录的填写说明

①【性状】

外观性状：原料药应根据检验中观察到的情况如实描述药品的外观。

溶解度：一般不作为必须检验的项目。

相对密度：记录采用的方法，测定时的温度，测定值，计算式与结果。

熔点：记录初熔及全熔时的温度，熔融时是否有同时分解或异常的情况等。

吸收系数

②【鉴别】

呈色反应或沉淀反应：记录简要的操作过程，供试品的取用量，所加试剂的名称与用量，反应结果（包括生成物的颜色，气体的产生或异臭，沉淀物的颜色，或沉淀物的溶解等）。

薄层色谱（或纸色谱）：记录室温及湿度，薄层板所用的吸附剂（或层析纸的预处理），供试品的预处理，供试液与对照液的制备及其点样量，展开剂、展开距离、显色剂，色谱示意图；必要时，计算出 Rf 值。

气（液）相色谱：如为引用检查或含量测定项下所得的色谱数据，记录可以简略；但应注明检查项记录的页码。

可见-紫外吸收光谱特征：同吸收系数项下的要求。

红外光吸收图谱：记录仪器型号，环境温度与湿度，供试品的预处理和试样的制备方法，对照图谱的来源，并附供试品的红外光吸收图谱。

离子反应：记录供试品的取样量，简要的试验过程，观察到的现象，结论。

③【检查】

pH：记录校准用标准缓冲液的名称及其校准结果。

溶液的澄清度与颜色。

氯化物:记录标准溶液的浓度和用量,供试液的制备,比较结果。

干燥失重:记录天平的型号,干燥条件,各次称量及恒重数据及计算等。

水分(费休氏法):记录消耗费休氏试液的毫升数,费休氏试液标定的原始数据,计算式与结果,以平均值报告。

水分:记录供试品的称量,出水量,计算结果。

炽灼残渣:记录炽灼温度,炽灼后残渣与坩埚的恒重值,计算结果。

重金属:记录采用的方法,标准溶液的浓度和用量,比较结果。

砷盐:记录采用的方法,标准溶液的浓度和用量,比较结果。

无菌:记录培养基的名称和批号,培养期间逐日观察的结果,结果判断。

重量差异

崩解时限:记录仪器型号,介质名称和温度,结果判断。

含量均匀度:记录供试液的制备方法,计算结果与判断。

溶出度(或释放度):记录仪器型号,取样时间,限度(Q),测得的各项数据,计算结果与判断。

澄明度:记录检查的总支(瓶)数,观察到的异物名称和数量,不合格的支(瓶)数,结果判断。

微生物限度:记录供试液的制备方法后,再分别记录:菌落数,霉菌及酵母菌菌落数,供试液与阳性对照菌增菌培养的条件及结果。

④【含量测定】

容量分析法:指示剂的名称,滴定液的名称及其浓度(mol/L),消耗滴定液的毫升数,空白试验的数据,计算式与结果。

重量分析法:记录供试品的称量,简要的操作方法,灼烧的温度,滤器的恒重值,沉淀物的恒重值,计算式与结果。

紫外分光光度法:记录仪器型号,测定波长及其吸收度值,计算式及结果。必要时应记录仪器的波长校正情况。

薄层扫描法:除应按(【鉴别】薄层色谱)记录薄层色谱的有关内容外,尚应记录供试品和对照品的称量,测定值,结果计算。

气相色谱法:记录仪器型号,检测器及其灵敏度,进样口与检测器的温度,内标溶液,进样量,测定数据,计算式与结果;并附色谱图。

高效液相色谱法:记录仪器型号,检测波长,色谱柱与柱温,流动相与流速,内标溶液,进样量,测定数据,计算式与结果;并附色谱图。

药品检验报告书的填写说明

(1)表头栏目的填写说明

检品名称:应按药品包装上的品名填写。

剂型:按检品的实际剂型填写。如片剂、胶囊剂、注射剂等。

规格:按质量标准规定填写。

国别、厂名、生产单位或产地:"产地"仅适用于药材,其余均按药品包装实样填写。

批号:按药品包装实样上的批号填写。

效期:按药品包装所示填写有效期。

批量:指该批药品总的数量。

检验项目:有"全检"、"部分检验"或"单项检验"。

检验依据:国产药品按药品监督管理部门批准的质量标准检验。

取样日期:按取样的年、月、日填写。

报告日期:指签发报告书的日期。

（2）检验项目的填写说明

①【性状】外观性状:在"标准规定"下,按质量标准内容书写。

②【鉴别】常由一组试验组成,应将质量标准中鉴别项下的试验序号（1）（2）…等列在"检验项目"栏下。

③【检查】pH、水分、相对密度:若质量标准中有明确数值要求的,应在"标准规定"下写出。

④【含量测定】在"标准规定"下,按质量标准的内容和格式书写;在"检验结果"下写出相应的实测数值。

7. 检验检测仪器设备的操作

药品的检验检测常需先进的仪器设备才能完成,实习人员一般需要掌握常用检验检测仪器设备的操作方法。具体操作参见相关仪器设备使用说明。

第六节
食品药品监督管理机构实习

一、食品药品监督管理局组织结构

国家食品药品监督管理部门,自上而下为国家食品药品监督管理总局、省(自治区、直辖市)食品药品监督管理局、各地州市食品药品监督管理局、各县区食品药品监督管理局。

不同级别的食品药品监督管理机构根据辖地的不同情况分设不同的部门。但基本都包含办公室、政策法规处、药品注册处、药品安全监管处、药品市场监督处、医疗器械监管处、保健食品化妆品监管处和食品安全监管处等处室,以及认证中心、执业药师培训中心、药物不良反应信息中心、稽查处等局属单位(图2-26)。

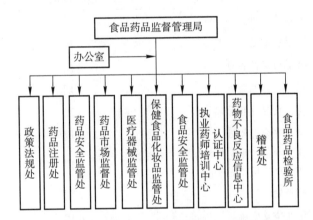

图2-26　食品药品监督管理机构组织结构图

二、综合毕业实习

(一)食品药品监督管理机构毕业实习目的与要求

学生通过食品药品行政部门的专业实习,对药品行政管理部门组织机构和职能有了初步了解,同时对药品行政监督管理在药品生产、销售、应用中的作用有了深刻的认识。通过学习和理解国家和地方制定的法律法规,使学生更进一步的认识食品药品行政监督管理的重要性和必要性。通过实习将书本理论和实习单位实际情况得以结合起来,才能理解理论的真正含义。所以,要求学生在遵守实习单位相关规定的同时还要认真学习掌握如下内容:

1. 了解食品药品行政管理部门的组织结构和主要职能。了解国家医药行业发展动态。

2. 了解国家关于药品、食品、化妆品、医药器械和中药材生产、销售、使用和管理的相关政策法规。了解收集药物信息的方法,了解药械申报的程序和内容,药品再评价、淘汰药品的审核工作。

3. 了解药品、食品、化妆品、医药器械和中药材研究、生产、流通、使用方面的质量管理规范。

4. 了解医药行政管理部门的执法程序。

5. 熟悉药品的性状,性质和剂型,能够判断和识别假劣药品、医疗器械。

6. 熟悉放射性药品、麻醉药品、毒性药品、精神药品及特种药械的管理规定。

7. 了解执业药师资格准入制度和执业药师注册管理制度。

8. 掌握 GMP/GSP/GLP/GAP 内容、认证程序和认证办法。

9. 掌握《中华人民共和国药品管理法》和实施办法。

(二) 实习时间

药学类专业食品药品监督管理机构实习时间安排见表 2 – 33。

表 2 –33 药学类专业食品药品监督管理机构实习时间安排表

实习类型	实习部门	实习时间	完成阶段
综合实习	政策法规处	3 周	实习期
	药品注册处	3 周	实习期
	药品市场监督处	3 周	实习期
	医疗器械监管处	3 周	实习期
	保健食品化妆品监管处	3 周	实习期
	食品安全监管处	3 周	实习期
	认证中心、执业药师培训中心、药物不良反应信息中心	3 周	实习期
	稽查处	2 周	实习期
专题实习	毕业论文实施	6 周	实习期
	毕业论文答辩	1 周	返学校

(三) 实习部门与内容

1. 政策法规处

政策法规处是食品药品监督管理机构的一个重要部门,重要职责是:组织开展辖区食品药品监督管理法律法规的宣传教育并监督实施;参与起草辖区食品药品监督管理的有关地方性法规、规章草案;承担辖区规范性文件和行政处罚案件的审核以及规范性文件和重大行政处罚案件的备案审查及上报;负责辖区行政执法监督,负责行政处罚案件的审核和监督检查;组织机关行政复议、应诉、听证和国家赔偿等工作;按规定承办执法人员执法证件发放和行政执法、政务公开组织工作。

【实习目的和要求】

(1) 了解政策法规工作的内容和工作程序。

(2) 了解辖区规范性文件的合法性审核工作。

（3）掌握地方性法规起草工作和适用范围。

（4）掌握行政处罚案件的审核和监督检查过程,机关行政复议、应诉、听证和国家赔偿工作程序及过程。

（5）学会食品药品监督管理法律法规的宣传教育的途径和方法。

【实习内容】

在本部门实习过程中,熟悉如下法律法规,了解相关政策和文件。

（1）《中华人民共和国药品管理法》

（2）《中华人民共和国药品管理法实施条例》

（3）《医疗器械监督管理条例》

（4）《中药品种保护条例》

（5）《中华人民共和国食品安全法实施条例》

（6）《中华人民共和国食品安全法》

（7）《反兴奋剂条例》

（8）《麻醉药品和精神药品管理条例》

（9）《戒毒条例》

（10）国家食品药品监督管理总局的局令

（11）卫生部、工商管理总局的有关食品药品的卫生部法令

（12）地方食品药品监督管理机构、卫生行政机构、工商管理机构关于食品药品的通知和文件

了解本部门工作任务和职责。

2. 药品注册处

药品注册处主要职能是:负责监督实施国家药品标准、直接接触药品包装用材料和容器产品目录及其用药标准,负责药品或中药保护品种或直接接触药品包装用材料的注册初审,承担医疗机构制剂注册及调剂审批工作;承担药品、医疗机构制剂的再注册工作;组织拟订地方习用中藏药材的质量标准、中藏药饮片炮制规范和医疗机构制剂标准;监督实施药物非临床研究、药物临床试验质量管理规范;指导药品、药品包装材料检验机构的业务工作。

【实习目的】

掌握监督实施国家和地方有关药品的法定标准;了解初审新药,中药保护品种以及新药临床试验的法规管理工作;熟悉拟定、修订药品地方标准程序、中药饮片炮制和医疗单位制剂规范;了解药品再评价和淘汰药品初审工作程序与方法;了解实施医疗器械、体外诊断试剂、卫生材料产品的法定标准和产品分类原理;掌握医疗器械质量体系认证和监督实施产品安全认证制度;了解医疗器械生产许可证的核发及医疗器械广告的审批等工作。

【实习要求】

（1）了解药品注册处工作职责。

（2）掌握药品再注册知识,新药概念、新药申请程序、新药申报审批程序和新药申报所需资料。

（3）掌握仿制药概念、申报审批程序,进口药品概念、注册申报审批程序,非处方药品

概念、注册申报审批程序。

（4）掌握药品注册标准、药品标准物质、药品注册检验等知识。

【实习内容】

在本部门实习过程中，熟悉如下法律法规，了解相关政策和文件。

（1）《中药品种保护条例》

（2）《药品注册管理办法》

（3）《医疗机构制剂注册监督管理办法》

（4）掌握国家食品药品监督管理总局关于注册的工作文件

（5）国家食品药品监督管理总局网站查询取得药品批准文号的药品

（6）掌握所在省市的法规规章文件要求

了解本部门工作任务和职责。

3. 医疗器械处

医疗器械处是食品药品监督管理机构对医疗器械和材料的生产、销售、使用等方面进行监督规范的部门，其主要职能是：监督实施医疗器械监管法律、法规及医疗器械、卫生材料产品的法定标准和产品分类管理目录，监督实施医疗器械研制、生产、流通、使用过程的质量管理规范；协助推行医疗器械质量体系认证和产品安全认证制度，协助核发医疗器械生产企业许可证、经营企业许可证，依法核发Ⅰ类医疗器械产品注册证，依法监管医疗器械（含特种药械）的科研、生产、流通和使用，指导、协调、督促开展医疗器械不良事件监测工作，负责医疗器械的广告监测工作

【实习要求】

由于医疗器械涉及的知识面广，监管起步晚，没有本行业的专业学科，制定的法律法规不完善，所以存在的问题较多。

（1）了解医疗器械处工作职责。

（2）熟悉医疗器械及分类的概念，医疗器械分类规则及分类目录品种。

（3）熟悉医疗器械不同类别产品的注册程序、申报程序及申报资料；医疗器械不同类别产品的生产、经营许可证申报审批程序及许可条件。

（4）掌握医疗器械广告发布审批程序、申报资料及要求，对于违法广告如何监管。

（5）熟练掌握医疗器械生产、流通、使用过程的日常监管工作要求、程序、标准，遇到违法问题如何监管、处罚。

【实习内容】

根据实习单位的情况，在实习过程中了解和熟悉如下法律法规及规章制度。

（1）《医疗器械监督管理条例》

（2）《医疗器械生产监督管理办法》

（3）《医疗器械注册管理办法》

（4）《医疗器械流通监督管理办法》

（5）《医疗器械分类规则》

（6）《医疗器械分类目录》

（7）《医疗器械生产质量管理规范》

（8）《医疗器械生产日常监督管理规定》

（9）《医疗器械经营许可证管理办法》

（10）《医疗器械标准管理办法》

（11）《医疗器械临床试验规定》

（12）《医疗器械说明书、标签和包装标识管理规定》

（13）《医疗器械广告审查发布标准》

（14）《一次性使用无菌医疗器械监督管理办法》

熟悉所在省市医疗器械生产、流通、使用监督管理办法，了解本部门工作任务和职责。

4. 药品安全监督处

安全监督处主要职能是：监督实施药品生产安全监管法律法规及药品质量、中药材生产质量、医疗机构制剂管理规范，依法监管麻醉药品、精神药品、毒性药品、戒毒药品和放射性药品的生产，监督实施非处方药制度，对药品及包装材料生产、经营、使用单位实施监督检查，协助做好中药保护品种、已有国家标准药品、医疗机构制剂品种等相关工作，指导药品检验机构的业务工作，指导、协调、督促开展药品不良反应与药物滥用监测工作。

【实习要求】

了解国家基本药物目录和非处方药物目录，了解初审临床药理基础的内容，了解药物不良反应的监测工作，掌握实施药物非临床研究质量管理规范、临床试验质量管理规范及药品生产质量管理规范、医疗单位制剂质量管理规范的内容，了解药品生产企业、医疗单位制剂生产许可证的核发工作，掌握麻醉药品、精神药品、毒性药品、戒毒药品、放射性药品及各种药械的依法监管内容与实质。

（1）了解药品安全监管处工作职责。

（2）熟悉药品、辅料、药品生产企业的概念。

（3）熟练药品生产许可证、医疗机构制剂许可证申报审批程序、许可条件以及申批所需的申报资料。

（4）了解药品召回的要求、条件、程序等。

（5）熟练掌握药品生产过程的日常监管工作要求、程序、标准，遇到违法问题如何监管、处罚。

（6）重点掌握 GAP、GMP、GLP 的内容，并用以指导工作。

【实习内容】

本部门实习需要了解和掌握如下法律法规：

（1）《中华人民共和国药品管理法》

（2）《中华人民共和国药品管理法实施条例》

（3）《麻醉药品和精神药品管理条例》

（4）《中药品种保护条例》

（5）《药品生产监督管理办法》

（6）《药品生产质量管理规范》

（7）《药品不良反应报告和监测管理办法》

（8）《药品说明书和标签管理规定》

（9）《药品类易制毒化学品管理办法》

（10）《生物制品批签发管理办法》

（11）《药品广告审查办法》

（12）《医疗机构制剂配制监督管理办法》

（13）《进口药材管理办法》

（14）《直接接触药品的包装材料和容器管理办法》

（15）《药物临床试验质量管理规范》

（16）《中药材种植质量管理规范》

（17）《药品召回管理办法》

了解本部门工作任务和职责。

5. 药品市场监督处

药品市场监督处的基本职能是：监督实施药品流通法律、法规、药品经营质量管理规范和药品分类管理制度；负责《药品经营许可证》核发和管理工作；依法对辖区医疗机构药品的使用实施监督；依法监管麻醉药品、精神药品、毒性药品、戒毒药品、放射性药品及其他特种药品的经营，负责农村药品监督网、供应网建设管理工作；协助做好药品质量公报工作；负责互联网药品交易行为的监督工作；负责药品的广告监测工作。

【实习要求】

（1）了解药品市场监督处工作职责。

（2）掌握药品、处方药、非处方药、药品经营企业等概念。

（3）掌握开办药品批发企业、药品零售企业申报条件、审批程序、申报资料。

（4）重点掌握 GSP 的内容，并用以指导工作。

（5）掌握药品经营企业日常监管工作要求、程序、标准，遇到违法问题如何监管、处罚。

（6）了解药品电子监管工作的要求。

（7）掌握药品、非药品、处方药、非处方药、内服、外用药品分类摆放的标准。

【实习内容】

本部门实习需要了解和掌握如下法律法规：

（1）《中华人民共和国药品管理法》

（2）《中华人民共和国药品管理法实施条例》

（3）《药品经营质量管理规范》（2013）

（4）《药品流通监督管理办法》

（5）《药品进出口管理办法》

（6）《处方药与非处方药流通管理暂行规定》

（7）《药品经营质量管理规范认证管理办法》

了解本部门工作任务和职责。掌握本部门工作报告的书写方法。

6. 认证中心、执业药师培训中心、药物不良反应信息中心

认证中心根据行政审批和技术考核分离的要求，审评认证中心主要承担上级移交办理的各类现场检查。根据要求建立辖区技术审评专家库，并精心管理各类现场检查时，随机

从专家库抽取检查人员进行现场检查。对检查结果进行审评认证。定期对技术审评专家库的人员进行更新知识的培训工作。

执业药师培训中心每年对辖区医药行业的符合条件的专业技术人员,经报名、审核合格后,组织辖区执业药师的考试工作,对考试合格的执业药师进行执业注册、变更。每年定期组织执业药师进行知识更新的培训工作。

药物不良反应检测中心负责辖区食品药品安全监测和药品、医疗器械不良反应(不良事件)报告的收集、评价、反馈、上报,开展全市餐饮行业及药品、医疗器械、保健食品、化妆品的技术咨询、现场技术审查和各类业务培训等工作。

收集已上市药品的不良反应情况,定期分析,汇总,用以指导药品使用。加强对基层药品不良反应检测人员的培训,提高检测人员分析评价能力。

【实习目的、要求】

通过在各不同中心的实习,能使学生掌握各不同中心的职责和工作内容,特别是在药物不良反应检测中心的实习,使学生了解到我国药品、医疗器械不良反应(不良事件)报告收集、评价、反馈、上报的内容和程序,学会书写药品、医疗器械不良反应(不良事件)报告收集、评价、反馈、上报材料。实现提高学生实践能力的目的。

【实习内容】

(1) 学习有关食品、药品、医疗器械、保健食品和化妆品生产,销售企业检查认证的规范和要求;学习执业药师管理的法律法规和考核、培训办法;学习食品、药品安全监测和药品、医疗器械不良反应(不良事件)报告办法和相关规定。如:《中华人民共和国药品管理法实施条例》、《医疗器械监督管理条例》、《药品注册管理办法》、《医疗器械注册管理办法》、《药品生产质量管理规范》、《药品经营质量管理规范》等规章和规范性文件。

(2) 了解各不同中心的工作任务和职责。

(3) 在认证中心工作人员的指导下,参加药品生产企业和药品经营企业验收检查活动,协助工作人员填写认证报告。

(4) 认真细致地整理执业药师和从业药师材料,参与执业药师培训学习,掌握执业药师培训、执业注册、执业变更的程序和过程。

(5) 参加不良反应检查人员培训学习,掌握上市新药的药理作用、毒副作用和使用方法,掌握常用药物不良反应和常用药物合理配伍原则,在工作人员指导下,掌握书写药品、医疗器械不良反应(不良事件)报告,收集、评价、反馈、上报材料(可参见第二章、第二节下药学信息部门的相关内容)。

7. 食品安全监管处

食品安全监督部门负责辖区消费环节食品安全监督管理工作,承担消费环节许可监督管理工作,监督实施辖区消费环节食品安全管理规范,负责辖区消费环节食品安全状况调查和监测工作,参与辖区消费环节食品安全事故调查处理。

【实习目的、要求】

通过在食品安全监管部门的实习,使学生掌握我国食品安全监管部门工作的内容、职责和执法时应用的相关文件、法规及制度,了解辖区食品生产企业、餐饮服务企业、食品零售企业生产、服务和销售的业态,了解食品安全监管工作程序和相关政策实施的步骤及方法。从而认识到食品安全和食品安全管理在人们生活中的重要性,理性分析食品业态发展规律,监管、引导食品行业快速、健康的发展。

【实习内容】

（1）了解国家食品药品监督管理机构和相关机构关于食品安全、餐饮服务的法规法令、规章制度和通知文件。

（2）了解辖区食品生产企业、餐饮服务企业、食品零售企业生产、服务和销售的业态。

（3）掌握食品行业安全状况调查、检查内容和方法。学会书写调查报告和检查报告。

8. 稽查处

稽查部门是食品药品监督管理机构及其重要的部门,其依法执法,对与食品药品有关的举报、投诉及违法活动和案件依法稽查和处理。

主要职责是:受理、登记辖地群众举报、投诉及有关部门移送的药品、医疗器械、保健品、化妆品等案件;

负责办理药品、医疗器械、保健品、化妆品等案件的立案调查取证和移送工作;

依法查处辖地生产、销售、使用假劣药品、医疗器械、保健品、化妆品等的违法行为和责任人;

负责办理辖地药品、医疗器械、保健品、化妆品等重大复杂案件和跨地区案件;

负责上级食品药品监督管理机构督办案件、外省涉辖药品、医疗器械、保健品、化妆品等的协查工作。

【实习内容】

（1）学习国家和地方有关食品、药品、医疗器械、保健品、化妆品的法律、法规、条例、公告、办法和文件。

（2）学习受理、登记群众举报、投诉及有关部门移送的药品、医疗器械、保健品、化妆品等案件的程序。

（3）了解稽查内容和程序,学习稽查报告书写内容和方法。

9. 保健食品化妆品监管处

保健食品化妆品监管部门承担辖区保健食品的监督管理,监督实施保健食品、化妆品卫生标准和技术规范,承办保健食品生产许可的初审,承办化妆品卫生许可的初审和卫生监督管理工作,承担保健食品广告的初审和日常监测检查工作。

【实习内容】

（1）了解保健食品、化妆品监管工作的内容和职责。

（2）学习有关保健食品、化妆品质量监督管理的法律、法规、公告、办法和文件。

（3）学习并掌握保健食品、化妆品生产许可证验收审批办法,掌握保健食品、化妆品卫生许可证审批和监督管理工作程序。

（4）了解保健食品、化妆品广告审批程序和监督检查内容。

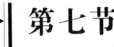

第七节

医药研究院(所)、学校毕业实习

一、实习时间

药学类专业学生毕业实习分成综合实习与专题实习两个阶段,原则上安排 20 周至 30 周时间,在医药研究院(所)及学校实习的同学,时间安排可根据专业实习要求和各研究院(所)和学校的实际情况进行。实习方式:可根据各单位科研课题和带教老师的科研方向以专题实习为主结合综合实习的方式进行(表 2-34)。

表 2-34　药学类专研究院(所)学校实习时间安排表

实习类型	实习部门	实习时间	完成阶段
毕业实习	各专业综合实习、科学实验和 毕业论文实施	29 周	实习期
	毕业论文答辩	1 周	返学校

二、各专业综合毕业实习

(一) 专业实习目的与要求

1. 实习目的

通过研究院(所)、学校的实习,理论联系实际,进一步巩固和掌握药品检验、药物制剂、药品质量标准的研究、药理与毒理研究、有机化学和药物化学的基本理论、基本知识和基本技能,掌握药物及其中间体的结构确证的方法;新药毒理学研究与评价的基本原则、整体和器官水平药理活性筛选基本技能以及常用药物分析技术的原理,操作方法和结果的数据处理。熟悉常用的仪器设备、药物合成、药剂学的基本技能、生物学实验数据常规处理方法以及一些大型分析仪器的工作原理和基本操作;了解体内药物分析、生化药物分析和中药制剂分析的特点和操作方法、药物剂型设计的基本原理、新药创制的设计原理。具备从事药品生产、药物制剂、药品检验、新药质量标准的制定及新药研究开发的能力。了解本学科某一研究领域的前沿科学进展、科研的基本要领和基本流程及本行业发展动态。

2. 实习要求

根据各研究院(所)的实际情况,有选择性地培养学生相应的能力。

(1) 了解研究院(所)学校各项与药物研究、技术服务相关的业务管理制度、科学研究的实验室管理制度。

(2) 药理、毒理与植化、药剂研究室、药化研究室、分子生物等学科研究室

掌握药物主要药效学试验方法,如心脑血管系统、神经系统、消化系统、泌尿系统、呼吸

系统、免疫系统等常规的实验方法及数理统计法;掌握肿瘤药理学的实验方法和实验技能;掌握药品的毒理学试验,如急性毒性试验及长期毒性试验方法;掌握有关的试剂配制,掌握药理实验一般方法和基本操作技能;通过对天然药物化学、生化药物、生物制品的专题实验研究,掌握有机合成、药用成分提取、分离、鉴定等方面的实验方法和技能;通过设计性实验,拟定实验方案;熟悉查阅资料、综合文献的方法。了解实验动物的相关知识。

(3)根据各带教老师科研课题的情况,掌握科研课题设计思路、方案拟定、申报方法,学会科研课题完成的步骤和完成过程中思考问题、解决问题的方法,培养科学实验的态度和操作技能。

(二)实习内容

1. 实验室管理制度
2. 不同实验室操作能力的训练
3. 科研文献、资料的整理分析
4. 科研研究

三、各专业专题毕业实习

见第三章 "专题毕业实习指导"。

第三章

专题毕业实习指导

第一节

概论

专题毕业实习是高等教育中的重要阶段,是毕业实习的重要组成部分,是本科专业培养计划规定的实践教学重要环节,同时也是专业学习的深化和发展。通过专题毕业实习,训练、培养学生在正确的思维方式、方法指导下,应用所学基础理论、基本知识和基本技能解决实际问题的能力;训练学生如何思考问题,如何解决问题;培养学生的实际操作能力和独立思考、独立工作能力;更重要的是培养学生勇于实践,敢于创新的科研精神。

一、专题毕业实习内容

专题毕业实习是毕业实习的重要组成部分,内容包括科研训练、科研创新和毕业论文(设计)完成。

二、专题毕业实习目的

1. 了解本专业发展方向、发展动态和发展趋势,提升学生科研能力和水平,为以后独立工作打下基础。

通过专题毕业实习,检验学生掌握专业基础理论知识和基本技能的情况,学生通过实习了解专业发展的方向和背景,了解和认识从事专业工作的特点和要求,以及从事科研工作需要具备的能力。通过专题毕业实习,掌握科研论文写作的步骤和要求,为学生以后从事科研工作打下坚实的基础。

2. 加强对基础知识和技能的掌握,强化科研能力的训练。

通过毕业专题实习,更加熟悉了专业所涉及的基本理论知识和基础操作技能。经过参与带教老师科研组的科研过程,以及参与科研基金的申请的过程锻炼,培养了学生的科研兴趣,使学生的研究能力得到强化和训练。

3. 整合基础理论知识,开启学生创新思维意识,提高学生综合素质。

通过专题毕业实习,将学生的不同学科专业理论知识和基本操作技能充分融合,并整合形成体系,在形成全面专业知识体系的的基础上,将其应用到科学研究中去。如果只是简单的操作能力在科学研究中是远远不够的。毕业专题实习,充分激发学生的科研积极性和创新思维意识,不仅仅要求其操作能力的锻炼,更要求学生树立独立思考,科学计划,积极创新的科学研究意识和精神。通过带教老师的指导,掌握科学实验的文献查阅、实验设计、数据处理、结果分析等过程,完成毕业论文(设计),提高学生综合素质。

第二节

专题毕业实习中的管理和质量监控

毕业论文(设计)是专题毕业实习最重要的部分,是考量学生专业综合学习水平和综合素质能力的重要指标。毕业专题实习的成功与否,很大程度上取决于专题毕业实习过程管理和质量监控。因此,加强专题毕业实习的组织管理和质量控制及其重要。专题实习的各个环节,如科研兴趣培养、科研项目申请训练、科研选题、文献调研、实验研究、论文撰写、论文答辩等,必须强化其组织管理,以提高整体的毕业论文质量。锻炼学生科学研究的认真性和严谨性。

一、专题毕业实习过程管理

专题毕业实习过程实行在学校统一领导下的院、实习基地两级负责的管理体制。学院负责毕业专题实习工作的宏观管理和指导,协调教学资源的配置,评价毕业论文(设计)工作,组织毕业论文(设计)教学研究和优秀毕业论文(设计)评选,学院分管教学院长是毕业专题实习工作的直接领导和责任人,全面负责学院所办专业的毕业专题实习工作,各系(教研室)、研究院(所)、各实习单位在学院的领导下具体负责毕业专题实习的组织及实施工作。

1. 修订年度实习管理文件

为了保证专题毕业实习的效果和质量,规范专题实习的运作,学校、学院和各实习单位必须树立质量意识,加强毕业专题实习的过程管理,制定专题实习的管理规范,使专题实习有章可依,规范运作。不同学校,不同专业有不同的毕业实习《教学大纲》《本科生毕业论文工作条例》《毕业实习手册》以及教学计划等文件,这些教学文件均是按照高等教育专业要求结合个学校的情况制定的。

学院应该明确专题毕业实习的管理职责。如对学生的要求、对指导教师的要求、对课题的要求、对毕业论文(设计)撰写和答辩的要求、对毕业论文(设计)评定及评分标准的制定等。要有明确的实施计划和《教学大纲》,这些实习计划和《教学大纲》应该根据专业发展的情况,提交教学指导委员会进行修订。修订好的教学文件在学生进入实习单位之前发各实习单位,实习单位根据本单位的情况安排学生毕业专题实习,并将安排学生的人数、指导教师的情况、专题实习的题目等报学院教学部门进行汇总和讨论。

2. 毕业实习专题申请

专题申请应在学生进入实习单位之前完成。专题申请指导教师应该明确自己的基本情况(单位、职称、专业、承担何种课题等)、要求、研究方向和所需数量填写毕业专题申请表;学生应根据自己的兴趣、专长和指导教师所需学生的情况,填写专题实习申请表选择实习单位和指导教师。

(1) 指导教师的基本要求

专题毕业实习指导教师应为中级以上职称或具硕士研究生毕业二年以上带教经历或

博士研究生毕业一年以上带教经历的老师带教,指导教师应具有科研经验或承担科研课题或有实践教学背景,有充足的带教指导时间。指导教师在学生毕业论文(设计)实施过程中应严格把关,能够按要求做到毕业专题实习各阶段在质量控制和规范管理。

(2)专题申请表内容

专题申请表内容一般包含申请人的简介,立题的目的和意义、国内外研究的现状和水平,研究内容和技术路线,实施方案和计划进度,预期目标,工作基础等。

3. 组织实施

专题毕业实习的组织实施由学院主管部门总体管理。

专题毕业实习工作一般在第七学期初期(五年制本科专业在第八学期或第九学期)启动。学院应成立专题毕业实习工作领导小组,组长由学院分管教学的院长担任,系(教研室)和各实习单位成立专题毕业实习工作指导小组,组长由系(教研室)主任担任。

学院在开始进行专题毕业实习工作之前,应按《本科毕业论文(设计)工作条例》的要求,审查学生参加专题毕业实习的资格。

学院应尽早进行专题毕业实习动员,明确教学要求,并在专题毕业实习开始前的学期末检查选题落实及课题准备情况。学院对指导教师的专题实习申请表进行汇总后下发学生进行选择。经双向选择,学院发文派遣学生进行毕业专题实习。根据实习单位的实际情况,专题毕业实习可以和综合毕业实习结合进行。具体实习实施过程由实习单位负责安排。学校鼓励优秀学生提前进行毕业专题实习和毕业论文(设计)工作。

二、专题毕业实习质量监控

毕业专题实习是高等学校教学过程中的重要环节,也是毕业生迈向社会走向工作岗位前融汇理论知识,全面提升综合能力和整体素质的必经阶段。为了加强学生毕业专题实习的质量和效果,对毕业专题实习过程中的各个环节进行规范管理是极其必要的。如何更好地监控毕业专题实习的质量和效果呢?应该从提高质量意识、健全管理规范、加强实习教学中的三期检查制度的落实出发。

(一)专题毕业实习过程质量监控

1. 实习前动员

实习前动员是保证毕业实习顺利进行的保障和先决条件,也是专题实习质量监控的一个重要环节,学校、学院管理人员应该重视这一环节的落实。

实习动员能使学生全面了解实习的目的,实习的要求,实习内容以及注意事项,能够让学生从思想上重视毕业实习,根据要求完成专题毕业实习,达到实习目的。

2. 实习前的培训

为了让学生能迅速适应各实习单位的要求,积极开展形式多样的实习前培训。

(1)开设应用性较强的选修课,在各学科加强药学综合技能方面的实验,培养学生综合分析、解决问题的能力。

(2)实习前1周,邀请医药生产企业专家为学生进行专题讲座;对每个实习小组进行针对性讲解,使学生能更快更好地适应实习环境,提高学生自我管理的能力。

(3)组织编写《实习就业指南》,指导、建立各项规章制度,让学生事事有章可循。

3. 选题

选题工作由系(教研室)、实习单位负责,指导教师应根据专业性质和各自的研究专长拟定选题计划,陈述选题理由并论证选题的先进性、可行性,交系(教研室、研究室)、实习单位讨论审定,然后报主管教学院长批准。

选题要求:

(1) 满足教学基本要求,能体现本专业的培养目标,有一定的完整性和系统性,使学生得到比较全面的训练。

(2) 鼓励来自科学研究、实际应用、实验实践等第一线的课题,有一定的理论意义和现实意义。

(3) 选题要有一定的难度和水平,使学生在规定的时间内工作量饱满,经努力能完成任务。

(4) 因材施教,有利于各类学生水平的提高和能力的发展,鼓励学生有所创新。

(5) 各专业都不得选做翻译题目;不要选一般性的习题解性质的题目。

(6) 鼓励学生选作教育理论与技能、教学研究等方面的题目;鼓励学生参与重要科研项目中的部分工作。

(7) 题目选定后,中途不得随意变更。

(8) 毕业论文(设计)一般不准两人或几人联合共同完成。如确需两人或几人合作才能完成的,须由指导教师提出,经学院领导批准,方可进行。

(9) 毕业论文(设计)选题难度和工作量要适当,使学生在规定时间内经过努力能够完成。以团队形式的毕业论文(设计)需不少于3位同一专业的学生共同完成,要求每个学生都要有明确的独立完成的部分。

4. 专题毕业实习指导

(1) 指导教师的职责:

① 把握好毕业论文(设计)的进度及质量要求,发现问题及时整改。

② 重点加强对学生独立分析问题、解决问题和创新能力的培养,着重启发引导,注意发挥学生的主动性和创造性。

③ 坚持在毕业论文(设计)指导过程中教书育人,做到既对学生进行业务指导,又注重学生的思想品德教育。

(2) 指导教师的任务

① 选毕业论文(设计)课题,编写毕业论文(设计)任务书。

② 审定学生拟定的总体方案和工作计划,检查方案和工作计划的执行情况,及时对毕业论文(设计)过程中出现的问题进行指导。

③ 指导学生正确撰写毕业论文。按毕业论文规范要求检查学生完成任务情况,对学生进行答辩资格预审。

④ 对学生毕业论文(设计)工作进行全面考核。毕业论文(设计)完成后,要根据学生的工作能力、工作态度、毕业论文(设计)质量等写出评语,提出评分的意见。

⑤ 参加毕业论文(设计)答辩和评分。

⑥ 协助做好毕业论文(设计)归档工作。

（3）为保证毕业专题实习质量，每位指导教师指导的学生人数要有限制。毕业论文（设计）实行指导教师负责制，带教学生数：正教授最多5名，副教授最多4名，讲师2名；七年制一般不超过2人/届，五年制一般不超过3人/届，四年制一般不超过4人/届。

（4）对学生的要求

① 学生根据学院公布的毕业论文（设计）选题计划，结合自己具体情况进行选题，做好毕业设计（论文）的准备工作。

② 学生必须参加毕业论文（设计）的全部工作任务，严禁弄虚作假或抄袭他人成果，一经发现作不合格处理。

③ 尊敬教师、虚心接受指导教师的指导，如因不听指导造成的伤害或其他后果，均由学生本人负责。

④ 学生在毕业论文（设计）阶段，原则上不允许请假，凡累计旷课时间达到或超过全过程的1/3者，取消答辩资格，按不合格处理。

⑤ 学生应严格按照学校的规定的本科生毕业论文（设计）要求进行撰写、打印和装订。

⑥ 学生在答辩前一周，将两份完整的毕业论文（设计）交指导教师审核签字，其中一份留指导教师保存，一份送交学院（附电子档案）评阅，答辩后留学院保存。

⑦ 毕业论文（设计）成绩作为毕业考核成绩一部分。

（二）三期检查制度的落实

学院要在专题毕业实习进行过程中，分三个阶段进行教学检查。

前期主要检查开题情况，包括指导教师是否到岗、课题条件是否具备、学生是否有困难等。

中期主要检查课题进展情况，包括课题进展是否符合计划要求、教师指导是否到位、学风是否正常等。

后期则主要检查毕业论文（设计）完成情况，包括课题任务是否完成、完成部分的质量是否符合要求、毕业答辩准备工作进展情况等。对检查中发现的问题应及时整改。

（三）专题毕业实习质量考核与评定

1. 考核由实习生本人、实习小组、带教老师、实习单位分别对实习生的实习任务完成情况及综合表现进行全方位鉴定。根据鉴定内容及结果，有针对性地对实习生进行综合知识技能考核，着重考核实习生按照实习计划安排，在实习中掌握的新技能和创新性思维。综合知识和技能考核结果将反馈给其本人及带教老师和实习单位，作为评定优秀实习生、优秀带教老师和先进实习单位的重要参考依据。

2. 评定通过评定优秀实习生、优秀带教老师和优秀实习单位活动，调动各方对实习工作的积极性，并不断总结经验，提高实习质量。

3. 毕业论文（设计）成绩评定

可参见本章第六节相关内容。

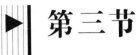

第三节
科学研究基本能力的训练和培养

科研的目的是揭示研究对象内在的一般规律并且提出一套能够对研究对象进行充分描写和解释的抽象理论。科学研究既是复杂的探索性工程，又是一项有序的系统性工程，不但需要准确的选题命题，广泛、科学的资料查阅，而且需要科研人员确立研究课题后，对课题研究的目的、意义、主要内容、主要方法、措施和步骤结果及应用等整体的构思和计划，并制定明确科学的实施方案。

科学研究根据研究工作的目的、任务和方法各不同，但科学研究通常可划分为以下几种类型：

1. 基础研究，是对新理论，新原理的探讨，目的在于发现新的科学领域，为新的技术发明和创造提供理论前提。

2. 应用研究，是把基础研究发现的新的理论应用于特定的目标的研究，它是基础研究的继续，目的是为基础研究的成果开辟具体的应用途径，使之转化为实用技术。

3. 开发研究，又称发展研究，是把基础研究、应用研究应用于生产实践的研究，是科学转化为生产力的中心环节。

基础研究、应用研究、开发研究是整个科学研究系统三个互相联系的环节，它们在一个国家、一个专业领域的科学研究体系中协调一致地发展。科学研究应具备一定的条件，如需有一支合理的科技队伍，必要的科研经费，完善的科研技术装备，以及科技试验场所等。

科学研究的基本程序是：提出问题→查阅文献→建立假说→设计实验→实验和观察→整理资料数据→总结分析得出结论→推广应用。

本节主要介绍科学研究课题的申报和科研课题的组织实施，以国家自然科学基金申报为例介绍申报应注意的事项等科研基本知识。目的是希望学生经过学习掌握科学研究选题的基本方法、原则和立题的基本程序；掌握科学研究设计（包括实验设计）的基本原理，实施步骤和分析方法；掌握数据的整理和分析。学会如何申请科研项目。为以后科研工作打下基础。

一、选题的原则

（一）目的（需要）性原则

1. 选题的方向必须从国家经济建设和社会发展的需要出发，尽量选择在医药卫生保健事业中有重要意义或迫切需要解决的关键问题，或能促进医药科学发展的其他研究。

2. 选题的方向应符合各管理部门的需要，因为不同的科研管理部门规定的选题方向是不一致的。如：国家自然科学基金委员会不受理纯应用性的课题；各级卫生行政部门原则上不受理纯基础性的课题。

（二）先进（创新）性原则

1. 创新是科研的生命线，内容上的创新性是科研选题得以成立的根本条件，尤其是基础性研究的选题,必须要具有创新性见解、获得新发现的可能性;应用研究的选题,也必须要具有发明新技术、新材料、新工艺、新产品或将已有的先进技术应用于新领域的可能性。

2. 衡量课题是否具有先进性,主要考核的是课题的创新性。

3. 创新性的来源

(1)前人或他人未研究过的课题。

(2)对前人或他人已研究过的题目进一步发展、补充或修正。

(3)将国外或其他领域的科技新进展结合我国实际或本领域的特点进行创新性研究,填补国内或本行业的空白。

(三)科学性原则

1. 选题依据的科学性

(1)以辩证唯物主义为指导思想,以事实为根据。

(2)正确处理继承与发展的关系,不能与已确证的科学规律和理论相矛盾。

(3)选题必须是具体而明确的,要充分反映课题申报者思路的清晰度与深刻性;科研选题的科学性是申报者学术思路的具体反映。

2. 选题设计的科学性

(1)专业设计上应尽量做到技术路线清楚,研究方案具体,实验步骤合理,实验方法先进,被试因素、受试对象与反应指标(此为科研组成的三个基本要素)选择正确。

(2)统计学设计上的实验设计类型和样本数均应选择正确。

(四)可行性原则

可行性指的是科研课题实施的条件,必须做到:

1. 申请者除技术职称等符合规定外,还要求具有一定的研究工作经验和完成申请课题的相应研究能力。

2. 课题组全体成员是一支知识与技术结构合理的研究队伍。

3. 与申请课题有关的研究工作,已有一定的前期工作积累;基本工作条件和工作时间有可靠的保证。

4. 申请者和每位主要成员参加的研究项目有一定的要求(如国家自然科学基金委员会对申报国家自然科学基金课题的要求是申请者的在研项目不得多于两项,含已获该基金资助尚未结束研究工作的项目在内)。

(五)效益性原则

指的是科研课题预期成果可能收到的效益,不具备效益性的课题是无法得到支持或资助的。

1. 基础性课题要求具有理论意义与(或)潜在的应用价值(即经济或社会效益)。

2. 应用性的课题要求具有一定的经济效益或社会效益。

二、选题的来源

在我国,医药学科研的课题主要来源于指令性课题、指导性课题和委托课题,但也有少量的自选课题。指令性课题、指导性课题又称为纵向课题,委托课题又称横向课题。

(一)指令性课题

指由上级主管部门或国家根据部门或全国长期或中、短期发展规划的要求,以行政命令的方式下达的研究任务。

（二）指导性课题（又称招标课题）

指导性课题指的是国家有关部门根据医药卫生科学发展的需要,制定若干科研项目（在其《项目指南》中公开）,引入竞争机制,采取公开招标的方式落实计划的课题。公开招标的方式一般是:自由申请,同行评议,择优支持。申请者的要求一般是:副高以上职称,其他人员须由两名具有高级专业职务（含副高）的同行专家推荐。

指导性课题主要包括:

1. 国家自然科学基金仅资助自然科学领域中的基础和应用基础研究:

（1）面上项目:是国家自然科学基金项目中的最主要部分,其面大量广,包括自由申请项目、青年科学基金项目（要求:申请者的年龄是 35 岁以下、已获博士学位,研究课题新颖、研究方案切实,课题组成员以青年为主,有两名正高级专业技术人员推荐）、高技术项目与新概念新构思探索项目。国家还在一些重点大学和研究部门建设有重点及开放实验室,可以帮助课题申请者完成课题中的一些重大技术难题。

（2）重点项目。

（3）重大项目。

（4）优秀中青年科学基金项目。

（5）新医药与新农药基础性研究基金。

（6）地区基金:类同于面上项目中的自由申请项目（只受理青海、西藏、新疆、贵州、广西、内蒙古、云南、甘肃、宁夏、江西等科研较落后地区申请者的申报）。

2. 政府管理部门科学基金

国家、省及地市科学技术委员会、教育与医药卫生行政部门所设立的科学研究专用基金。

（1）科学技术委员会科研经费:国家和省科委课题主要资助应用性课题,医学科学研究课题的重点在常见病、多发病、地方病与职业病的防治研究。

（2）医药卫生管理部门科研经费:国家卫生部科研课题（也分有青年基金课题）每 2～3 年一次,主要面向临床与预防学科,也支持有发展前景的应用基础课题。国家医药管理局科研课题。国家中医管理局科研课题（也分有青年基金课题）每 2 年一次,主要资助中医基础理论研究的课题。省地卫生部门每年均有科研经费,主要资助与诊断、治疗、预防和新药开发有关的应用性课题。

（3）教育委员会及其他部门（如农业、林业、化工）科研经费:可有基础与应用两方面的课题。国家和省教委还为学成回国的中青年学者设有启动基金,以有利于留学回国人员继续从事科研工作。

3. 单位科学基金

主要用于起步性科研与开发性科研,重点资助青年申请的有发展前途的课题所开展的前期工作。

（三）委托课题

虽可来自于各级主管部门,但更多的是来自于生产企业与社会（即对外服务性的课题）,如新产品（新药开发）、测试分析某种指标等。

（四）自选课题

医药科技人员,特别是临床医药工作者,可以按照个人的专长和喜爱,在自己的岗位上根据本人或本单位临床实践的需要与可能,而自由选择的研究课题称为自选课题。

对于基层单位,自选课题是大有可为的。

三、选题的方法

（一）从招标范围中选题

国家基金委与各级科研管理部门会定期公布《招标指南》,《招标指南》中列有招标范围、鼓励研究领域等内容。

（二）从碰到的问题中选题

（三）从文献的空白点选题

大量文献→纵横比较、寻找空白→科研选题

（四）从已有课题的延伸中选题

原有课题→广度、深度延伸→科研选题

（五）从改变研究内容的组合中选题

原有课题→发现问题→科研选题

（六）从其他学科移植中选题

将其他学科中的新原理、新技术应用到医药科学领域。

举例:某药物对细胞受体作用的研究

1. 查阅近十年国内外有关此药的相关资料,写成一篇综述报告,并在其中力图发现一些最新的研究进展,优、缺点,提出自己的见解。

2. 根据自己的课题,确定准入和排出标准,选择适当的统计方法,完成工作流程。

3. 开题,听取各方面的意见,进行修改。

四、选题的基本程序

提出问题→文献查阅→假说形成→确定方案→立出课题

（一）初始意念的产生（提出问题）

从大量收集的文献中、从广泛地参与科研中以及日常的工作、学习和生活中碰到问题经过反复思考、谨慎分析从而(从科学的角度)提出问题。

（二）理论假设的建立

针对提出的问题进行调查研究→确定所提问题的科学性、提出解决问题的科学方法→综述报告,即形成理论假说。

调查研究的方法:社会调查、查阅文献与有关资料。

查阅文献与有关资料的目的:

1. 提出的问题是否在科学上具有创新意义。

2. 了解国内外有关动态,为建立工作假说提供充分的材料与理论基础。

工作假说应符合"思路新、起点高、意义大"的要求。

（三）预初试验

根据工作假说,有目的地进行一些相关的实验,既是进一步验证工作假说,又为正式科研课题的确定奠定基础。

（四）选题报告（开题报告）

围绕工作假说，进行科学构思，确立科研题目，写出开题报告。一般说来要写好开题报告，对科研工作者的基本要求是：知识面要广，基础要扎实，资料准备要充分，科研设计要合理。

进行开题报告的目的是集思广益。因为在选题的过程中，必然会碰到三个主要矛盾：

1. 客观世界的复杂性和整体性同自己知识面相对狭窄的矛盾。

2. 完成课题的综合性和深入性同自己专业面相对局限的矛盾。

3. 丰富的文献和广阔的现场同有限的调研之间的矛盾。

选题报告的内容：课题的意义，立题依据，国内外有关进展，完成课题的技术路线与拟解决的关键问题，方法与指标选择，预期成果，安排与进度，存在的问题与解决的办法。

五、科研实验设计与实施

科研设计是对科学研究具体内容与方法的设想、计划和安排。实验设计是指导整个实验过程的重要依据，是达到研究目的的一项重要保证。其意义是设计的好坏不仅直接关系到科研的创新性、科学性、先进性和可行性，而且还决定了完成课题的速度与经费开支。实验设计要为验证假说选择一种最佳方案，以较少的人力、物力和时间，换取最大的科学研究成果。在正确的实验设计指导下，可使实验误差减少到最低限度，取得更多的数据资料，保证实验结果的可靠性。

科学设计分为专业设计和统计设计：专业设计是运用专业知识和技术来进行设计；统计设计是运用数学统计学理论好方法来进行设计。而实验设计方案的类型有多种，科研课题采用哪一种最合适，主要取决于研究的内容与目的。不论采用哪一种方案，一项科学的科研课题均应重点说明受试对象的种类、选用标准、抽样方法、样本含量、对照分组；明确处理对象的性质、质量、强度、施加方法；指出观察项目的效应指标、检测方法、判断标准以及数据资料的收集方法和统计学处理方法等。

较大的研究课题，则应以分题或阶段为单位制定出明确的进度计划，包括试验准备、人员培训、实验观察、整理资料、阶段性交流、年度小结、成果报告等，均应一一作出具体安排。交叉项目较多的进度计划，用文字叙述往往不便，可采用简单而又清楚的"进度显示表"加以表示。

实施方法按照研究对象的属性不同分成三大类：调查、实验和观察。

六、科研项目的申报（以国家自然科学基金课题为例）

（一）课题申报书的填写

充分阅读填表说明→拟定草稿→正式填写。

1. 摘要（课题的窗口）：一般不超过150字，扼要地说明课题的基本内容与目的意义。

2. 立项依据

（1）研究意义：着重说明项目提出的依据、必要性与可能性，以及解决这个问题的理论意义和（或）可能产生的社会和经济效益。要求：立之有据，言之有理。

（2）研究现状：着重说明同类研究工作国内外目前的动态与水平。要求：能充分说明本课题的起点与水平，进一步阐明本课题的必要性与重要意义。

阐述现状必须列出主要参考文献，包括作者、题目、杂志名称、年份、卷（期）号、起止页等。文献一般控制在 10 篇以内，主要是近 3～5 年的。

3. 研究方案

（1）研究目标、研究内容和拟解决的关键问题

研究目标：说明通过本课题研究将达到什么目标，着重阐述它的理论意义与直接或潜在的应用价值。

研究内容：着重说明围绕研究目的，课题中通过何种实验，观察哪些内容，以什么手段或方法进行观察（应注意不要将研究内容与工作进度和安排等同起来）。

拟解决的关键问题：阐述本课题研究成败的决定性环节；着重说明在方法和技术上要解决什么难关，在实验上应突破哪个牵动全局的内容或解决哪个重要的难题。

实验方案：阐明研究本课题基本内容的实验方案；特别要注意说明科研三要素（被试因素、受试对象和反应指标）的选择与实验五原则（对照、盲法、重复、随机和均衡）的贯彻。

可行性分析：主要说明学术思想和立题依据的正确性；技术路线与工作步骤的合理性；效应指标与实验方案的可实施性。

（2）特色与创新

着重说明与国内外同类研究相比较，本课题的研究在内容与方法上有哪些不同之处，有哪些特点，新在何处，意义如何。注意：创新是科研课题得以成立的前提，但特色与创新的填写既要充分，又必须实事求是。

（3）研究进程和预期成果

研究进程：研究工作的总体安排：先做什么，接着做什么，最后做什么。注意总体安排应与技术路线相配套。研究工作的年度安排：一般安排在 2～3 年内完成，应具体列出每年的基本研究内容，其中第一年的安排应当相对较细。

预期成果：着重阐述本课题完成后，可能取得哪些实质性成果，该项成果将以什么形式表达或推广。一般说来：基础性研究应以科研论文表达，并力争在国内或国际上的重要期刊发表；应用性研究应以新技术、新方法或新材料的形式表达，且在一定范围内试用或推广。

4. 研究基础

（1）前期工作：与本项目有关的研究工作积累和已取得的研究工作成绩；着重阐述课题申请者及主要成员已经开展了的直接或间接地与本项目有关的研究工作与实验技术，尤其是应说明预备试验或初试以及准备工作的情况。

（2）实验条件：已具备的实验条件、尚缺少的实验条件手拟解决的途径。如拟利用国家重点实验室和部门开放实验室，应说明计划及其落实情况；个别仪器可申请购买，若大部分仪器需从申请的课题经费中添置，则不可能申请到资助。

（3）学术与技术水平：实事求是地填写研究组的学术与技术水平，包括申请者和项目组主要成员的学历，近五年内发表的与本项目有关的主要论著目录，获得奖励发问以及每个成员在本项目中承担的主要任务。注意：学术与技术水平的填写，不要过分夸张，也不要

过分谦虚,因为这是阐明你的研究能力的关键;青年科学基金申请者还应注明学位论文名称和导师姓名及其工作单位。

5. 经费概算:包括科研业务费、实验材料费、仪器设备费、实验室改装费、协作费和管理费等。注意:经费概算务必合理,实事求是,切不可漫天要价。

6. 申请者正在承担的其他研究项目

7. 申请者过去负责或参加国家自然科学基金资助项目的情况

8. 推荐意见:凡不具备高组专业技术职务的申请者,应有(非本项目组成员的高级专业技术职务的)两位专家推荐,推荐者应实事求是地介绍申请者及主要成员的业务基础、研究能力、科研态度及研究条件等。

(二) 课题申报书填写时应注意的其他事项

1. 无论是否是全文打印,申请者必须签上自己的姓名。

2. 课题组成员有合作单位的,则合作单位一定要签署意见,并盖上合作单位的公章。

3. 申请者所在单位的学术委员会应认真负责地对本项目提出审查意见与保证事宜,不可仅签"同意"二字敷衍了事。

4. 按时上交申报书。

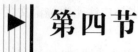

第四节

科学研究的文献检索和资料搜集

文献信息检索是科学研究的向导。搜集文献信息资料是科学研究工作中一个重要的步骤,它贯穿研究的全过程。要进行有价值的科学研究,必须依赖文献检索。因为,科学研究首先是确定课题目标,而文献资料为选题提供了依据,要获取有意义的文献资料需要对大量的文献资料进行检索;科学研究其次是科学实验,当研究课题确定后,必须围绕选题广泛地查阅文献资料,这是在继承前人研究成果基础上创新的起点,关系到研究的速度、质量以及能否出成果。再次是科研成果的评估与鉴定,也需要通过文献检索——资料的查新活动,才能作出正确的结论。所以,文献资料的检索和搜集对科学研究及其重要,文献检索能力的高低,往往影响着科研成果的价值,在确定课题阶段、科学实验阶段和成果总结阶段的每个阶段中,文献检索都有着重要的意义。

一、文献检索和搜集对科学研究工作的作用和意义

经过文献检索和搜集,可以得到有意义的文献资料,这些文献资料更具体地限制和确定研究课题及假设;这些有意义的文献资料告诉研究者在本领域内已做了哪些工作;同时为研究生者提供一些可能对当前研究有用的研究思路及方法;对研究方案提出一些适当的修改意见,以避免预想不到的困难;也可以使研究者把握在研究中可能出现的差错;为解释研究结果提供背景材料。

文献资料搜集在研究中的作用主要概括有下面几点:全面正确地掌握所要研究问题的情况,帮助研究人员选定研究课题和确定研究方向;为科学研究提供科学的论证依据和研究方法;避免重复劳动,提高科学研究的效益。

二、文献检索之前,需要做的必要工作

在做文献检索之前,科研工作人员一定要目标明确,思路清晰,有的放矢。文献检索一定要围绕如何完成一个具体的任务进行的,思路清晰,目的明确,更容易使科研工作人员在文献检索中有一定的方向。在大量的文献资料中毫无目的地胡乱检索,往往只会是浪费科研工作人员的宝贵时间,进一步也影响了科研工作的进度。围绕哪些任务进行检索,或者说一个科研工作的基本思路是什么?这是我们在做文献检索之前所要解决的问题。所谓的思路就是将复杂问题简单化,能够用最简单的语言就可以描述整个的研究过程,至于具体的科研过程与方法,就需要进一步将简单问题复杂化。

三、文献资料在科学研究中的应用

(一) 在选题、论证阶段的应用

1. 借助文献资料可以帮助选准研究课题。科研人员必须借助文献资料、查阅资料,对

课题研究背景状况作调查,了解所选课题的价值和意义。

2. 借助文献资料可以为课题的论证提供依据。论证阶段同样也是离不开对资料的查阅,只有通过查阅资料,借助文献资料,才能了解课题题目表达是否完善、科学、可行。

(二) 在课题实施运行阶段的应用

运用文献资料可以加速课题研究的进程。在这个过程中,科研人员要及时了解相关的学术期刊、教育、教学研究杂志,教育、教学专著中的最新研究成果,随时掌握有关学术会议的快报,研讨会的纪要、综述、述评或有关的教育、教学会议的报道等的最新的专业、学术研究动态与国内外的发展趋向,密切注视同类课题研究的进展情况,要求科研人员重视搜集那些非公开于社会、非经过记录整理、非正式传递的直接作用于研究人员的原始资料,这样的资料大都以口头、书信、实物展示等形式进行,具有较高的时效性,亦是科研人员快速获取第一手原始资料的重要来源。

(三) 在成果撰写、评价和推广阶段的应用

1. 引用资料有助于解释研究成果、撰写研究报告或论文。课题研究后期,要进行成果的总结,撰写实验报告或研究论文。对于课题有关的理论、有关研究的情况和结论了解得越多,那么对自己研究结果的解释分析就越清楚,就越易于充分显示本研究结果的理论价值和应用价值。

2. 通过资料有助于成果的鉴定、评价和推广。成果的社会评价与推广同样需要依靠各种资料载体,科研人员只有通过各种渠道、各种方法和各种媒体才能捕捉到社会对该成果的评价,以及传播、推广的动向信息反馈等。

四、搜集文献资料的方法

1. 利用计算机在网上查阅资料。计算机互联网上信息量大,内容丰富,信息传递快,在网上可以查找与自己科研有关的材料和信息,了解国内外新动态,为科研提供依据。

推荐网站:

① 小木虫(http://emuch. net)。推荐理由:里边有不少学术科研用得到的资料,且全部为免费的。

② 国家自然科学基金(http://www. nsfc. gov. cn)。推荐理由:堪称中国科学研究的风向标。

③ 中国学术会议在线(http://211. 68. 23. 76)。推荐理由:大量学术会议征文信息。

除以上网站外,还可以应用搜索引擎获取文献资料。

2. 到图书馆查阅资料。图书馆藏书量很多,种类比较齐全,可满足不同人的需要。

3. 对报纸上有关的文章进行剪贴、归类整理。这种做法不但便于资料的积累,更重要的是使报纸充分发挥了作用。

4. 从能够接触到的同行、专家等人士那里借阅、复印有关方面的书籍资料,并及时购买新出版的有关书籍。

5. 不同岗位上的教师联手,搜集有关的第一手资料。

通过科研专题的选择和科研文献的检索和资料搜集,掌握研究课题的进展动态,开拓了思路、定研究方向、为科学研究提供科学的论证依据和研究方法,从而写出科学合理的开题报告。

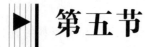

第五节
毕业论文(设计)的撰写与要求

毕业论文(设计)是本科专业教学计划的重要组成部分,是实现本科培养目标和要求的重要环节,是申请学士学位的前提和依据,对全面提高教学质量具有重要意义。

毕业论文(设计)是培养学生综合运用所学的基础理论、专业知识和基本技能,提高分析问题、解决问题的能力和初步进行科学研究的能力,培养优良的思想品质和探求真理的科学精神,提高综合素质的必要环节。

经过毕业专题实习的选题、科学研究项目申请训练;文献查阅、调查研究,了解课题的意义和国内外研究现状,在规定时间内写出开题报告;根据开题报告制定研究计划和实验计划,获得实验数据等科研培训,学生已经积累了一定的科研经验,具备了一定科研水平,从而总结经验进入毕业实习论文(设计)实施阶段。

一、毕业论文(设计)的目的

1. 通过科研,让学生巩固本学科的基础理论、专业知识和基本技术。
2. 培养学生的创新精神和创新能力,提高分析问题和解决实际问题的能力
3. 了解毕业论文和科研的基本过程,使学生具备初步的科研能力。

二、毕业论文(设计)的选题

1. 毕业论文(设计)的选题要求

(1) 满足教学基本要求,能体现本专业的培养目标,有一定的完整性和系统性,使学生得到比较全面的训练。

(2) 鼓励来自科学研究、实际应用、实验实践等第一线的课题,有一定的理论意义和现实意义。

(3) 选题要有一定的难度和水平,使学生在规定的时间内工作量饱满,经努力能完成任务。

(4) 因材施教,有利于各类学生水平的提高和能力的发展,鼓励学生有所创新。

(5) 各专业都不得选做翻译题目;不要选一般性的习题解性质的题目。

(6) 鼓励学生选作教育理论与技能、教学研究等方面的题目;鼓励学生参与重要科研项目中的部分工作。

(7) 题目选定后,中途不得随意变更。

(8) 毕业论文(设计)一般不准两人或几人联合共同完成。如确需两人或几人合作才能完成的,须由指导教师提出,经学院领导批准,方可进行。

2. 毕业论文(设计)选题的确定程序

(1) 学院组织指导教师,结合专业拟定具有一定价值且符合学生实际的毕业论文(设计)题目。鼓励教师将自己的科研项目以适当方式拟为毕业论文(设计)题目。

（2）学生自己也可拟定题目，报送学院。

（3）学院对所报毕业论文（设计）题目的先进性和可行性进行评审、确认，题目内容的年更新率须在三分之一以上。

（4）经主管院长批准后，向学生公布毕业论文（设计）题目和指导教师名单。

三、毕业论文（设计）的实施

毕业实习论文（设计）由实习带教老师，或由学院指定教师作为指导老师，组织并指导学生毕业论文（设计）工作。

1. 毕业论文（设计）的内容

药学类专业本科毕业论文（设计）一般包括如下内容：

（1）本科毕业论文（设计）封面

（2）学位论文原创性声明

（3）本科毕业论文（设计）目录

（4）本科毕业论文（设计）任务书

（5）本科毕业论文（设计）开题报告

（6）本科毕业论文（设计）文献综述

（7）本科毕业论文（设计）外文翻译（1篇）

（8）本科毕业论文（设计）指导记录

（9）本科毕业论文（设计）中期检查表

（10）本科毕业论文（设计）正文（含中文摘要和关键词，英文摘要和关键词、正文、参考文献、致谢等）

（11）本科毕业论文（设计）作品（实物）验收表（没有实物请在"实物名称"栏写"无"）

（12）本科毕业论文（设计）答辩资格审查表

（13）本科毕业论文（设计）答辩记录

（14）本科毕业论文（设计）成绩评定书

（15）封底

2. 开题阶段

（1）对课题进行文献查阅、调查研究，了解课题的意义和国内外研究现状，在规定时间内写出开题报告。

（2）开题报告经指导教师审查认可并签字后，方可进行下一阶段工作。

3. 准备阶段

学生应在指导教师指导下进一步查阅相关文献资料，根据开题报告制定研究计划和实验计划，掌握和建立实验（研究）方法，获得实验（研究）结果，进行材料和数据的处理。

4. 撰写阶段

（1）在阅读、调查、实验、分析和研究的基础上写出初稿。

（2）对初稿需广泛听取意见，反复修改，经指导教师审阅，准予定稿后，按毕业论文（设计）写作的格式再写作或打印。

（3）学院根据毕业论文（设计）格式的要求对学生毕业论文（设计）进行形式审查，审查合格后方可进行论文答辩。

5. 药学类本科毕业论文(设计)格式和要求

药学类本科毕业论文(设计)是学生后期教学的重要组成部分,下面就主要格式和要求进行说明:

(1) 封面

封面应该包括论文题目、学院、专业、学号、指导老师姓名、合作老师姓名等信息。

(2) 毕业论文(设计)正文

① 题目与文章内容相符。指导老师仅 1 名。

② 各级标题以下的项目符号要用圆括号。三个层次子目录首字母分别缩进 2 个英文字符。

③ 中英文摘要各置一页,一般在 300 字以内。关键词一般 3～5 个,不超过 7 个,词组符合学术规范;关键词之间用分号隔开。中英文摘要后正文要单独另起一页。英文的标题、副标题、作者、指导老师、摘要、关键词等全部用 Times New Roman 字体,字体大小、段前段后行距等要求,分别与其中文格式完全一致。

④ 有关引言和参考文献格式

A. 正文仪器加型号。

B. 时间表示使用"2013 年 7 月",不能使用"13 年 7 月"或"2013.7"。

C. 英文参考文献用 Times New Roman 五号。

D. 参考文献不少于 10 篇,其中英文参考文献不少于 2 篇,按文中出现顺序在文中上标注明并编号。

⑤ 图表

所有表格均须用三线表格式。图或表格的标识要一致。图表要文章居中。图表与图表名称标识要在同一页。正文对图或表格要有引用。图表与正文间需上下各空一行。公式、表格、图示的编号均采用"章节 - 数字"编号,序号从 1 开始,如:公式 2 - 1,图 2 - 1,表 2 - 1。

(3) 任务书

任务书要求在毕业论文(设计)工作开始前下达。学生研究进度安排要与学院论文开展通知中的进度表一致。

(4) 开题报告

至少需 2～3 名以上教师参加开题报告会。

(5) 文献综述

文献综述须与毕业论文正文紧密相关。全文不少于 3000 字。

(6) 外文翻译

① 外文翻译要求 1 篇。译文每篇不少于 2000 字。

② 外文翻译应与论文内容相近或相关。

③ 外文翻译应以英文翻译为主。原文必须为 PDF 或 JPG 扫描格式。

④ 外文翻译页眉或页尾须有杂志名,论文发表时间等内容。如果是摘自外文书本某一章节内容,请扫描外文书本封面至原文首页右上角。

（7）指导记录

指导记录不少于 8 次,日期合理,内容详细具体。多人合作指导的作品,所有导师必须独立指导 1 次以上。

（8）中期检查表

论文中期检查时,收取学生选题,包含毕业论文(设计)任务书、开题报告、文献综述,对学生论文进行中期检查,检查之后,老师填写"论文中期检查表"。

6. 药学类专业本科毕业论文(设计)模板(见附录)

药学类专业本科毕业生在阅读、调查、实验、分析和研究的基础上写出初稿。对初稿需广泛听取意见,反复修改,经指导教师审阅,准予定稿后,按毕业论文(设计)写作的模板再写作或打印。学院根据毕业论文(设计)模板的要求对学生毕业论文(设计)进行形式审查,审查合格后方可进行论文答辩。

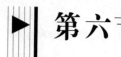

第六节

毕业论文(设计)答辩和成绩

一、答辩

毕业论文(设计)答辩应在学院统一组织和领导下进行。学院须成立本科生毕业论文(设计)答辩委员会,负责对答辩工作进行安排、指导、协调。

原则上所有学生都必须进行论文答辩。若因人数多无法安排所有学生进行答辩时,需报学院主管院长审核同意后可安排部分学生答辩,但答辩人数不得低于该专业毕业总人数的80%。

学生应完成毕业论文(设计)课题规定的各项任务(含外文资料翻译任务和调研小结或资料综述)之后方可参加毕业答辩,否则不能参加答辩。

答辩前,毕业论文(设计)要经指导教师审阅,并由指导教师写出审阅评语,提出是否可以参加答辩。

经指导教师审阅后,毕业论文(设计)材料及评分意见送答辩小组。答辩小组成员在答辩前应认真审阅全部毕业设计(论文)材料,写出评阅意见,并根据课题所涉及的内容和要求,拟定好答辩问题,为答辩做好充分准备。

对校外进行毕业论文(设计)的学生,必须回校进行答辩。

答辩程序:①答辩小组审阅;②学生陈述;③答辩小组提出问题;④学生认真准备后回答问题;⑤答辩小组评分。

答辩小组的评分情况应报学院答辩委员会审核,凡获优秀成绩的学生还须通过学院组织的答辩。

二、成绩评定

1. 答辩前,指导教师对所指导的毕业论文(设计)写出评语并预评成绩,预评成绩采用百分制。

2. 答辩后,答辩委员会举行专门会议按专业等级评分标准及毕业论文(设计)质量和答辩情况,在参考指导教师预评成绩的基础上,采用五级制评定每名学生的成绩。

表3-1　药学类专业毕业论文(设计)评分标准

评定内容和依据	成绩等次
① 论文立论正确。理论分析透彻,解决问题方案恰当,结论正确,并且有一定的创造性,有较高的学术水平或较大的实用价值 ② 论文中使用的概念正确,语言表达准确,结构严谨,条理清楚,逻辑强,栏目齐全、书写工整 ③ 论文中的图、表,设计中的图纸在书写和制作时,严格执行国家相关标准,规范化好 ④ 原始数据搜集得当,实验或计算结论准确可靠,能够正确使用计算机辅助研究工作	优秀(90分以上)

续表

评定内容和依据	成绩等次
① 论文立论正确,理论分析得当,解决问题方案实用,结论正确 ② 论文中使用的概念正确,语言表达准确,结构严谨.条理清楚,栏目齐全,书写工整 ③ 论文中的图、表,设计中的图纸在书写和制作时,能够执行国家相关标准,规范化较好 ④ 原始数据搜集得当,实验或计算结论准确,能够正确使用计算机辅助研究工作	良好(80~89分)
① 论文立论正确,理论分析无原则性错误,解决问题方案比较实用,结论正确 ② 论文中使用的概念正确,语句通顺,条理比较清楚,栏目齐全,书写比较工整 ③ 论文中的图、表,设计中的图纸在书写和制作时,能够执行国家相关标准,基本规范 ④ 原始数据搜集得当,实验或计算结论基本准确,能够正确使用计算机辅助研究工作	中等(70~79分)
① 论文立论正确,理论分析无原则性错误,解决问题方案对相关组织有一定的参考价值,结论基本正确 ② 论文中使用的概念基本正确,语句通顺,条理比较清楚,栏目齐全,书写比较工整 ③ 论文中的图、表,设计中的图纸在书写和制作时,能够执行国家相关标准,基本规范 ④ 原始数据搜集得当,实验或计算结论基本准确,能够使用计算机辅助研究工作	及格(60~69分)
① 毕业论文中,理论分析有原则性错误,或结论不正确 ② 论文中使用的概念有不正确之处,栏目不齐全,书写不工整 ③ 论文中的图、表,设计中的图纸在书写和制作时,不能正确地执行国家相关标准,不规范 ④ 原始数据搜集不得当,实验或计算结论不准确,不能正确使用计算机辅助研究工作	不及格(60分以下)

评定毕业论文(设计)成绩,必须统一标准、实事求是,优秀比例一般掌握在15%~20%左右。毕业论文(设计)成绩确定后,一般不得改动。如有特殊情况,需经答辩小组全体成员复议通过,学院毕业论文(设计)工作领导小组组长审核批准后方可改动。

学院在评选院级优秀毕业论文(设计)的基础上,按学生总人数的2%向学校推荐,教务处组织专家进行审定。

毕业论文(设计)及其他相关资料由各学院自行保存,保存期四年,价值较大的毕业论文(设计)可长期保存。

参考文献

[1] 马治勇,谢良军,车承红,等．临床药学专业毕业实习模式实践．中国高等医学教育,2008,4:3－4.

[2] 卫强,张兴法,冯希明,等．中医药类专业本科毕业实习质量监控体系的研究．中医教育,2009,3(2):22－24.

[3] 中华人民共和国卫生部编委会．中华人民共和国药典.北京:化学工业出版社,2005.

[4] 王世宇．中药实习实训．北京:科学出版社,2008.

[5] 严振,林建宁．药品市场营销学．北京:化学工业出版社,2004.

[6] 眭建．医学生实习教程．南京:江苏科学出版社,2009.

[7] 张淑慧,赵文清,徐强国,等．医院药学法律法规文件汇编．石家庄:河北科学技术出版社,2009.

[8] 彭丽红．医院药学概要．北京:人民卫生出版社,2008.

[9] 马凤森,等．药事管理学．杭州:浙江大学出版社,2010.

[10] 梁毅．最新药品生产企业 GMP 实务．北京:军事医学科学出版社,2013.

[11] 孙春华,冯宇飞．医院药剂师调剂手册．北京:中国医药科技出版社,2011.

[12] 袁东超,杨永杰,段立华．制药企业管理与 GMP 实施．北京:化学工业出版社,2011.

[13] 刘复征,姜大政．药品质量管理规范:对药品经营企业的作用．临床和实验医学杂志,2007,6(1):180－181.

[14] 孙世光,闫荟,等．新编医院药学．北京:军事医学科学出版社,2010.

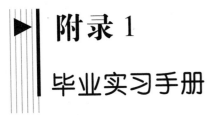

附录 1

毕业实习手册

×××大学药学类专业

毕业实习手册

（学生用）

照

片

年级专业班级：_____

学　　号：_____

姓　　名：_____

起止日期：_____

年　　月修订

目　录

临床药学室毕业实习情况登记表

项目	内　容	所用仪器或要求	掌握情况			指导老师
			了解	熟悉	掌握	
药物的监测						
新药的临床评价						
撰写报告						

注:表中"掌握情况"可酌情在"了解"、"熟悉"、"掌握"栏内打"√",下同

临床药学室毕业实习小结

实习时间：　　年　月　日至　　年　月　　日,应实习天数　　天,实际实习天数　　天。

一、该科实习中政治思想、劳动态度的自我评价：

二、根据实习大纲,完成实习目标情况：

三、有无差错事故或仪器损坏：

制剂室毕业实习情况登记表

项目	名 称	内 容	掌握情况			指导老师
			了解	熟悉	掌握	
生产部分						
常用仪器操作						
常用剂型的处方组成						

制剂室毕业实习小结

实习时间： 年 月 日至 年 月 日,应实习天数 天,实际实习天数 天。

一、该科实习中政治思想、劳动态度的自我评价：

二、根据实习大纲,完成实习目标情况：

三、有无差错事故或仪器损坏：

西(中)药房、药店毕业实习情况登记表

项目	名　称	内　容	掌握情况			指导老师
			了解	熟悉	掌握	
处方审核、发药						
贵重药品清点、统计						
毒、麻、精神药品清点统计						

西(中)药房、药店毕业实习小结

实习时间：　　　年　月　日至　　　年　月　　　日,应实习天数　　　天,实际实习天数　　　天。

一、该科实习中政治思想、劳动态度的自我评价：

二、根据实习大纲,完成实习目标情况：

三、有无差错事故或仪器损坏：

药品检验所实习情况登记表（一）

内　容		掌握情况						备　注
		原　理			操　作			
		了解	熟悉	掌握	熟练	一般	差	
杂质分析	SO_4^{2-}							要求掌握 3～5 种常见杂质的分析方法
	Cl^-							
	Fe^{2+}							
	Fe^{3+}							
	Ag^+							
	Mg^{2+}							
	Ca^{2+}							
	其他							
基本分析方法	酸碱滴定法							要求掌握其中 4～6 种基本分析方法的原理、操作及其特点
	沉淀滴定							
	非水滴定法							
	络合滴定法							
	氧化还原滴定法							
	电化学分析法							
	比色分析法							
	紫外-可见光分光光度法							
	荧光分光光度法							
	气相色谱法							
	高效液相色谱法							

药品检验所实习情况登记表(二)

内　容			掌握情况						备　注
			原　理			操　作			
			了解	熟悉	掌握	熟练	一般	差	
药物	巴比妥类	①							要求掌握2~3类药物的性质鉴别与含量测定的原理、方法及操作
		②							
	芳酸类	①							
		②							
	芳胺类	①							
		②							
	含卤素的有机药物	①							
		②							
	杂环类	①							
		②							
	生物碱类	①							
		②							
	甾体激素类	①							
		②							
	抗生素类	①							
		②							
	维生素类	①							
		②							

注:表中①表示性质鉴别,②表示含量测定

药品检验所毕业实习小结

实习时间：　　　年　　月　　日至　　　年　　月　　　日,应实习天数　　　天,实际实习天数　　　天。

一、实习中政治思想、劳动态度的自我评价：

二、根据实习大纲,完成实习目标情况：

三、有无差错事故或仪器损坏：

制药企业实习情况登记表

项目	名　　称	内　　容	掌握情况			指导老师
			了解	熟悉	掌握	
生产部分						
质检部分						
新药的开发						
市场部						
仓储部						
营销部分						

制药企业毕业实习小结

实习时间：　　　年　月　日至　　　年　月　日,应实习天数　　天,实际实习天数　　天。

一、实习中政治思想、劳动态度的自我评价：

二、根据实习大纲,完成实习目标情况：

三、有无差错事故或仪器损坏：

医药行政管理部门毕业实习情况登记表

项目	名　　称	内　容	掌握情况			指导老师
			了解	熟悉	掌握	
法律法规						
常用仪器操作						
生产销售及常用剂型的处方组成						

医药行政管理部门毕业实习小结

实习时间:　　　年　　月　　日至　　　年　　月　　日,应实习天数　　　天,实际实习天数　　　天。

一、实习中政治思想、劳动态度的自我评价:

二、根据实习大纲,完成实习目标情况:

三、有无差错事故或仪器损坏:

留校专题实习情况登记表

项目	名　　称	内　　容	掌握情况			指导老师
			了解	熟悉	掌握	
学院规章制度						
常用仪器操作						
专业基本理论知识						
科研实验流程						

留校专题实习小结

实习时间：　　　年　　月　　日至　　　年　　月　　　日,应实习天数　　　天,实际实习天数　　　天。

一、实习中政治思想、劳动态度的自我评价：

二、根据实习大纲,完成实习目标情况：

三、有无差错事故或仪器损坏：

小讲课、讲座听课登记表

时　间	主讲老师	题　　目

请假登记表

请假原因	起止日期	批准人

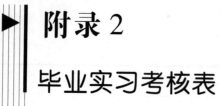

附录2

毕业实习考核表

×××大学药学类专业

毕业实习考核表

（供指导老师使用）

学生照片

实习生

年级专业班级：_____

学　　号：_____

姓　　名：_____

起止日期：_____

年　　月修订

目　录

临床药学室毕业实习考核表

（指导老师填写）

项　目		要　求	满分	得分
实习情况综合考核	政治思想与工作态度	积极参加政治学习和政治活动;尊师守纪,关心患者,文明礼貌,团结协作,工作积极,认真负责;作风正派,爱护公物;自觉抵制不良倾向	10	
	学习态度	学习认真,刻苦,谦虚谨慎,理论和实际相结合	10	
	仪器操作与分析方法	方法合理、简单、快捷、操作正确、熟练	10	
	数据分析及处理	数据分析正确,能指导临床合理用药及正确评价药物的疗效	10	
	报告的书写	及时、完整、真实、整洁、逻辑性强	10	
	药物的临床观察与监测	能够开展药物的不良反应的监测	10	
	治疗方案的制定	可根据具体临床情况制定合理的治疗方案	10	
	语言表达	分析报告及评价报告详细,简练,逻辑性强	10	
	平时科室实习操作和科室实习小结		20	
	合　计		100	
平时考察			100	
出科考试			100	

指导老师评语	签名:　　　　　　　　　　　　　　　　　年　　月　　日
科室负责人意见	签章:　　　　　　　　　　　　　　　　　年　　月　　日

制剂室毕业实习考核表

（指导老师填写）

项 目		要 求	满分	得分
实习情况综合考核	政治思想与工作态度	积极参加政治学习和政治活动;尊师守纪,关心患者,文明礼貌,团结协作工作积极,认真负责;作风正派,爱护公物;自觉抵制不良倾向	10	
	学习态度	学习认真,刻苦,谦虚谨慎,理论和实际相结合	10	
	操作与管理	掌握基本原理,正确操作;掌握制剂生产、药品流通过程,掌握药品的管理	20	
	生产工艺流程	掌握常用剂型的生产工艺流程	10	
	质量检查方法	能根据不同制剂确定其质量检查方法	10	
	质量检查报告的书写	及时、完整、真实、整洁、逻辑性强	10	
	成品外观判断	准确、迅速地初步判断成品的质量	10	
	平时科室实习操作和科室实习小结		20	
	合 计		100	
平时考察			100	
出科考试			100	
指导老师评语		签名:　　　　　　　　　　　　　　年　　月　　日		
科室负责人意见		签章:　　　　　　　　　　　　　　年　　月　　日		

西(中)药房、药店毕业实习考核表

（指导老师填写）

项 目		要 求	满分	得分
实习情况综合考核	政治思想与工作态度	积极参加政治学习和政治活动;尊师守纪,关心患者,文明礼貌,团结协作工作积极,认真负责;作风正派,爱护公物;自觉抵制不良倾向	10	
	学习态度	学习认真,刻苦,谦虚谨慎,理论和实际相结合	10	
	药房布局	熟悉药房的布局和药品的摆放	10	
	处方审核	审核熟练、正确	10	
	操作与管理	调剂步骤正确、熟练;熟练应用计算机进行药品管理	10	
	质量检查	熟练鉴别变质失效或部分变质失效的药品	10	
	指导用药	正确指导患者用药	10	
	贵重、特殊药品管理	熟悉贵重、特殊药品的存放、保管制度	10	
	平时科室实习操作和科室实习小结		20	
	合 计		100	
平时考察			100	
出科考试			100	
指导老师评语		签名:　　　　　　　　　　年　　月　　日		
科室负责人意见		签章:　　　　　　　　　　年　　月　　日		

药品检验所实习考核表

（指导老师填写）

项　目		要　　求	满分	得分
实习情况综合考核	政治思想与工作态度	积极参加政治学习和政治活动;尊师守纪,关心患者,文明礼貌,团结协作工作积极,认真负责;作风正派,爱护公物;自觉抵制不良倾向	10	
	学习态度	学习认真,刻苦,谦虚谨慎,理论和实际相结合	10	
	药物分析基础理论的掌握	掌握一般杂质的检查方法,熟悉对各种药物的分析方法及含量测定的方法	10	
	基本分析方法的掌握	掌握各种基本分析方法的原理、操作及方法的特点	20	
	报告的书写	及时、完整、真实、整洁、逻辑性强	10	
	仪器操作	熟练、规范、细心	20	
	平时科室实习操作和科室实习小结		20	
	合　　计		100	
平时考察			100	
出科考试			100	
指导老师评语		签名:　　　　　　年　月　日		
科室负责人意见		签章:　　　　　　年　月　日		

制药企业实习考核表

（指导老师填写）

项　目		要　求	满分	得分
实习情况综合考核	政治思想与工作态度	积极参加政治学习和政治活动；尊师守纪，关心患者，文明礼貌，团结协作工作积极，认真负责；作风正派，爱护公物；自觉抵制不良倾向	10	
	学习态度	学习认真，刻苦，谦虚谨慎，理论和实际相结合	10	
	仪器操作	熟练、规范、细心	10	
	药品质量的检测	掌握药品的检测方法和取样方法	10	
	质量检查报告的书写	及时、完整、真实、整洁、逻辑性强	10	
	药品生产	了解其工艺流程及生产的管理	10	
	药品营销	了解药品营销的制度与要求；药品的经营及促销方法和医药市场的开发与发展	10	
	新药的开发	了解新药审批的程序；新药开发的一般步骤	10	
	平时科室实习操作和科室实习小结		20	
	合　计		100	
平时考察			100	
出科考试			100	
指导老师评语	签名： 　　　　年　　月　　日			
科室负责人意见	签章： 　　　　年　　月　　日			

医药行政管理部门毕业实习考核表

（指导老师填写）

项　目		要　求	满分	得分
实习情况综合考核	政治思想与工作态度	积极参加政治学习和政治活动；尊师守纪，关心患者，文明礼貌，团结协作工作积极，认真负责；作风正派，爱护公物；自觉抵制不良倾向	10	
	学习态度	学习认真，刻苦，谦虚谨慎，理论和实际相结合	10	
	仪器操作	熟练、规范、细心	10	
	药品质量的检测	掌握药品的食品、药品及医疗器械的检查、鉴别操作，检测方法和取样方法	10	
	质量检查报告的书写	及时、完整、真实、整洁、逻辑性强	10	
	法律法规与基础理论	掌握食品、药品及医疗器械相关的法律法规与基础理论	10	
	药品生产	了解其工艺流程及生产的管理	10	
	药品营销	了解药品营销的制度与要求；药品的经营及促销方法和医药市场的开发与发展	10	
	新药的开发	了解新药审批的程序；新药开发的一般步骤	10	
	平时科室实习操作和科室实习小结		10	
	合　计		100	
平时考察			100	
出科考试			100	
指导老师评语		签名： 　　　　年　　月　　日		
科室负责人意见		签章： 　　　　年　　月　　日		

留校专题实习考核表

（指导老师填写）

	项　目	要　求	满分	得分
实习情况综合考核	政治思想与工作态度	积极参加政治学习和政治活动；尊师守纪，关心患者，文明礼貌，团结协作工作积极，认真负责；作风正派，爱护公物；自觉抵制不良倾向	10	
	学习态度	学习认真，刻苦，谦虚谨慎，理论和实际相结合	10	
	规章制度的掌握情况	药学院各项规章制度，尤其是实验室各项规章制度的学习	10	
	科研技能的培养	掌握科研的基本要领，具备初步的科研技能	10	
	专业基础理论知识	学生是否具备较扎实的专业基础理论知识	10	
	仪器操作	掌握实验室常用仪器的使用方法、范围和注意事项	20	
	论文撰写	能较熟练地完成文献查阅、综述撰写、外文翻译、实验结果处理及撰写总结报告等任务	10	
	平时科室实习操作和科室实习小结		20	
	合　计		100	
平时考察			100	
出科考试			100	

指导老师评语	签名： 年　　月　　日
科室负责人意见	签章： 年　　月　　日

其他部门毕业实习考核表

（指导老师填写）

项　目		要　求	满分	得分
实习情况综合考核	政治思想与工作态度	积极参加政治学习和政治活动;尊师守纪,关心患者,文明礼貌,团结协作工作积极,认真负责;作风正派,爱护公物;自觉抵制不良倾向	10	
	学习态度	学习认真,刻苦,谦虚谨慎,理论和实际相结合	10	
			10	
			10	
			10	
			10	
			10	
			10	
			10	
	平时科室实习操作和科室实习小结		10	
	合　计		100	
平时考察			100	
出科考试			100	
指导老师评语		签名:　　　　　　　　　　年　月　日		
科室负责人意见		签章:　　　　　　　　　　年　月　日		

请假登记

（指导老师填写）

请假原因	起止日期	批准人

实习总成绩评定表

实习单位教学管理部门对学生的总体评价：

学生实习总成绩（实习单位教学管理部门综合考虑各科实习成绩，按优秀、良好、中等、及格、不及格五级制评定）：

实习单位(盖章)：

年　月　日

本科毕业论文(设计)模板

××大学

本科毕业论文(设计)模板

（　　届）

　　　　　　　　　题　　　目:温莪术药材的××油提取工艺研究
　　　　　　　　　＿＿＿＿＿＿＿＿＿＿＿＿＿＿＿＿＿＿＿＿＿＿

学　　院:＿＿＿＿＿＿＿＿＿＿＿＿＿＿＿＿
专　　业:＿＿＿＿＿＿＿＿＿＿＿＿＿＿＿＿
学　　号:＿＿＿＿＿＿＿＿＿＿＿＿＿＿＿＿
姓　　名:＿＿＿＿＿＿＿＿＿＿＿＿＿＿＿＿
指导老师:＿＿＿＿＿＿＿职称:＿＿＿＿＿＿
合作老师:＿＿＿＿＿＿＿职称:＿＿＿＿＿＿

××大学教务处制

学位论文原创性声明

兹呈交的学位论文,是本人在指导老师指导下独立完成的研究成果。本人在论文写作中参考的其他个人或集体的研究成果,均在文中以明确方式标明。本人依法享有和承担由此论文而产生的权利和责任。

声明人(签名):

年 月 日

目　录

本科生毕业论文(设计)

温莪术药材的××提取工艺研究

姓　　名:＿＿＿＿＿＿＿＿＿＿＿＿

指导老师:＿＿＿＿＿＿＿＿＿＿＿＿

合作老师:＿＿＿＿＿＿＿＿＿＿＿＿

专　　业:＿＿＿＿＿＿＿＿＿＿＿＿

提交日期:＿＿＿＿＿＿＿＿＿＿＿＿

毕业论文(设计)目录

引　言

如:

1. 莪术概述

　　莪术(*Rhizoma Curcumae*)是姜科植物蓬莪术(*Curcuma phaeocaulis* Valeton)、广西莪术(*Curcuma kwangsinensis* S. G. Lee et C. F. Liang)或温郁金(*Curcuma wenyujin* Y. H. Chen et C. Ling)的干燥根茎,后者习称温莪术,性辛、苦、温,归肝脾经。中医认为具有行气破血、消积止痛之功效[1]。现代研究表明,莪术××具有抗肿瘤、抗菌抗病毒、抗氧化、降低胆固醇和减轻化疗副作用等活性[2,3]。目前对莪术药材××的提取方法主要有××蒸馏法[4]、××萃取法等几种。

　　1.1　莪术药材××主要提取方法简介

　　1.1.1　××蒸馏法(SD)

本法为目前莪术××生产中常采用的提取方法,一般提取时间较长,有报道显示提取时间过长,提取效率低,且可使一些化学成分发生异构化[5~7],从而影响××的提取,这是××蒸馏法主要的缺点,相对而言××蒸馏法也具有成本低,简单易操作,危险性低,实验器材易得等优点,增加××碎度能增加本法的××提取率。

　　1.1.2　××萃取法(SFE)

　　××萃取技术是近二三十年来迅速发展起来的一门新型高效的提取分离技术。具有分离效率高、操作周期短、传质速率快、渗透能力、蒸发潜热低等优点。萃取介质可循环利用,可大大降低成本,其工艺流程简单、操作方便,无传统溶剂法提取的易燃易爆的危险,减少环境污染。因此,用××萃取技术提取莪术××是一种更加经济、实用的方法。

　　……………

注释

① ……………………………

参考文献

致谢

表 3-1　××洗脱条件

t/min	A%(××)	B%(××溶液)
0	62	35
20	78	25
30	87	10
40	95	25

检测波长:210 nm;流速:1.0 mL·min^{-1};

柱温:30 ℃;进样量:10 μL

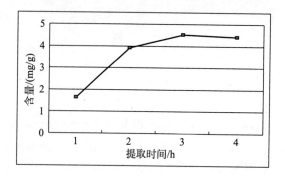

本科毕业论文(设计)任务书

学　院		专　业	
姓　名		学　号	
指导老师		职　称	
合作老师		职　称	
论文题目			

一、课题的内容和任务要求

如:

1. 课题内容:比较××蒸馏法、××萃取等不同的提取方法对提取莪术药材××的××率的影响。对各提取方法的影响因素进行单因素考察,以单因素考察结果进行正交试验,探索不同提取方法最佳提取工艺条件。并对××色谱分析条件进行了考察,以确定莪术药材××中有效成分含量测定的最佳分析条件。

2. 任务要求:本实验要求先通过对萃取功率、萃取时间、投料比、粉碎度(10~20目、20~40目、大于40目)、萃取时间(500 s、550 s、600 s)和投料比(8倍、9倍、10倍)等影响温莪术××的工艺参数进行大量的实验和测定,比较了××蒸馏法、××萃取等方法对温莪术药材××提取的影响,考察温莪术××含量及有效成分的不同分析条件,选出温莪术药材××提取法的最佳提取条件和方法。

二、进度安排(起止时间:　　年　月　日—　　年　月　日)

如:

××年×月×日—××年×月×日	确定毕业论文(设计)题目、拟定论文(设计)初步方案、方案论证;导师提出毕业论文(设计)期间咨询方式及具体联系时间
××年×月×日—××年×月×日	外文文献翻译及原稿查询
××年×月×日—××年×月×日	撰写"毕业论文(设计)文献综述"
××年×月×日—××年×月×日	填写"毕业论文(设计)开题报告"
××年×月×日—××年×月×日	填写"毕业论文(设计)进度表、任务书"
××年×月×日—××年×月×日	毕业论文(设计)实验及"实验记录"
××年×月×日—××年×月×日	撰写毕业论文
××年×月×日—××年×月×日	毕业论文审阅、修改、自评总结、指导教师填写评语;书写毕业论文(设计)答辩申请

三、主要参考资料

签名栏:

学生:_____ 指导老师:_____ 学院领导:_____

本科毕业论文(设计)开题报告

学　院		专　业	
姓　名		学　号	
指导老师		职　称	
合作老师		职　称	
论文题目			
题目性质	实验研究	技术开发	工程设计	应用型	调查型	其他

一、选题依据和目标(该研究的目的、意义、国内外研究现状及发展趋势)

如:

1. 研究目的

对于温莪术的研究,目前多集中在提取分离××中的有效成分,有效成分能有效抑制宫颈癌的端粒酶活性并诱导宫颈癌细胞发生凋亡。鉴于中药的不同制备工艺所得的药品抗肿瘤药效也存在不同,因此作为抗肿瘤药用的温莪术提取物,对同一品种在不同工艺参数中进行药效比较从而进行最优选择是非常必需的。

2. 研究意义

莪术是姜科植物蓬莪术(*Curcuma phaeocaulis* Val.)、广西莪术(*Curcuma kwangsiensis* S. G. Lee et C. F. liang)或温郁金(*Curcuma wenyujin* Y. H. Chen et C. Ling)的干燥根茎,是常用的传统中药,中医认为莪术具有行气破血,消积止痛之功;现代研究表明,莪术××还具有××、××、××和××等活性,其抗肿瘤活性物质主要为榄香烯、莪术酮、莪术二酮、莪术醇、异莪术醇等。目前莪术挥发油制剂已广泛应用于临床,但用不同方法提取的温莪术的有效成分含量必定存在的不同,以此会造成药理活性及作用强度的不同,故开展对温莪术有效成分的最佳提取方法显得具有特别的研究意义。

3. 国内外研究现状

温莪术为著名的"浙八味"之一,作为浙江的道地药材,种植加工温莪术已经形成当地农业的支柱产业,今年来对温莪术的研究也有比较深入的了解。温莪术开发成的葡萄糖注射液于1977年被收载再《中国药典》中。国内外研究发现其功能主治为行气活血、消积止痛。用于淤血经闭、食积胀痛等。莪术油具有消炎、止痛、活血化瘀、去腐生肌、增强机体免疫力、抗病毒、抗癌等作用。此外,莪术也具有非常高的综合利用价值,开发前景广阔,而且近年来,随着世界各国对莪术研究的不断深入,以莪术为主原料的产品时源源不断地推入国际市场,如防皱衰老的化妆品、保健营养品等,故莪术的市场潜力巨大,可广泛地应用于临床配方、中成药投料和营养品生产。

4. 发展趋势

温莪术作为常用的传统药材,许多药理实验证明温莪术具有抗肿瘤作用,保肝作用,抗辐射,抗抑郁等作用。但是对温莪术的活性成分与药理作用的关系及作用机制的研究还不够,鉴于温莪术的药用价值有必要进行更深入的研究。目前国内外对温莪术临床应用的研究方兴未艾,随着温莪术研究的不断深入,不断有新的药理作用被发现,其药用价值的开发和利用将有着更广阔的市场前景。

续表

二、课题关键问题及难点

　　如：

　　关键问题：(1) 温莪术药材××分析方法的建立。

　　　　　　　(2) 不同提取方法的各自最佳提取条件的确定——正交试验。

　　　　　　　(3) ××分析条件考察方法的研究比较。

　　　　　　　(4) 实验结果数据的合理分析比较。

　　难点：不同提取方法的单因素考察，例如萃取功率、萃取时间、投料比、粉碎度以及溶剂用量等影响提取工艺参数的确定。

三、完成该课题研究已具备的条件(有关的研究工作基础,仪器设备条件,经费情况)

四、研究方案

　　1. 拟采取的研究方法或试验方法及主要技术路线

　　如：

　　(1) 研究方法：本实验选取几种不同的温莪术药材××的提取方法，首先进行单因素考察，利用正交实验确定不同提取方法各自最佳的实验参数和提取方案，比较每种方案××率的高低，并对不同方法提取出来的××利用××进行有效成分种类和含量的定量分析，以此确定温莪术药材××的最佳提取方法。

　　(2) 主要技术路线：提取方法的确定——不同方法单因素考察——正交实验——确定不同方法各自最佳的工艺参数——比较××率高低——××分析有效成分种类及含量——选取最佳的××提取工艺——××条件的考察。

　　2. 研究进度安排

五、参考文献

附：开题报告会情况记录

参加开题报告会的主要人员			
姓　　名	职　　称	姓　　名	职　　称

开题报告提出的主要问题及回答情况：

记录人：
年　　月　　日

本科毕业论文(设计)文献综述

学　院		专　业	
姓　名		学　号	
指导老师		职　称	
合作老师		职　称	
文献综述题目			

文献综述(主要包括国内外现状、研究方向、进展情况、存在问题、参考文献等)

××的现代研究进展概述

××
指导老师　　××
(××大学××学院,××市,××省××,邮编)

摘要　目的:对姜科植物中主要化学成分××的合成提取以及药理活性、临床应用等作一概述。方法:查阅大量关于××合成、提取和药理作用机制方面的文献,进行综合、分析、归纳。结果:××具有多种药理作用,如抗氧化、抗炎、抗动脉粥样硬化、降血脂等。此外,抗癌是××的主要药理活性之一。结论:××是一种新型、高效、低毒抗艾滋病等具有广泛应用的药物,随着进一步的研究,有着非常广阔的前景。

关键词　××;合成;提取;药理作用

Abstract:Objective:××in the synthesis of the main chemical ingredient of ×× extract and pharmacological activity, clinical applications are reviewed. Methods:The synthesis of a large number of ××,extraction and pharmacological mechanism of the literature,comprehensive,analysis,summarized. Results:×× has a variety of pharmacological effects,such as antioxidant,anti-inflammatory,anti-atherosclerosis,blood fat and so on. In addition,cancer is the main pharmacological activity of ××. Conclusion:×× is a new,highly efficient,low toxic anti-AIDS drugs have a wide range of applications,with further research,has a very bright future.

Key words:××;Synthesis;Extract;Pharmacological Effect

　　××属植物约60余种,主要包含挥发油和××类,后者为一苯基庚烃类,有酚性与非酚性之分。其中××(××)是药××的主要成分,有重要的经济价值和广泛的药理作用,本文就近年来国内外对××的研究状况作如下综述。

1　××的化学合成研究进展

　　据报道,早在 1870 年就分离纯化得到了××,但直到 1910 年 Lamp 等才阐明其结构。××的合成刚开始用香兰素(Vanillin)作为起始原料,经八步反应全合成,但收率极低,无实用价值[1]。1937 年,Pavolini 等将香兰素、乙酰丙酮、二氧化二硼按 2∶1∶2 的投料比加热反应 30 分钟,一步反应得到××,收率为 10%。Pabon 等[2]在 1964 年改进了 Pavolini 的方法,使产率提高了 80%。此外,Kashima 等[3]报道了用 2,3,5 – 二甲异噁唑与××缩合反应也可得到××。但大多数化学工作者都采用 Pabon 的方法合成××及天然类似物。1994 年,Babu 等[4]进一步改进合成工艺,使产物容易纯化。Shao 等[5]在 2006 年报道采用固相法合成了不对称的××。

　　此外,钟益宁[6]在经典的合成方法基础上对××的 Claisen 缩合反应进行较为深入的探讨,并对合成方法进行了一些改进,以香兰素和乙酰丙酮为原料,以二丁基硼酸醋代替二丁基硼烷,在有机碱作用下通过 Claisen 缩合直接合成××,探讨不同条件对反应的影响。

本科毕业论文(设计)外文翻译

学 院		专 业	
姓 名		学 号	
指导老师		职 称	
合作老师		职 称	
外文题目 (原文)		(如)European Legislation on ××Medicines A Look into the Future	

译文:

如:

对欧盟关于××医学立法的展望
European Legislation on ××Medicines
A Look into the Future

Gioacchino Calapai

Department of Clinical and Experimental Medicine and Pharmacology, University of Messina, Messina, Sicily, Italy

摘要:由于中药的调和作用,深受欧盟各国制药工业和医务人员重视,同时中药治疗也有利于患者。

原文:

European Legislation on Herbal Medicines
A Look into the Future

Abstract:Harmonization of the market for herbal medicines is a fundamental requirement for European industries and health professionals and it will also be useful for consumers...

本科毕业论文(设计)指导记录

学　院		专　业	
姓　名		学　号	
指导老师		职　称	
合作老师		职　称	
论文题目			

第_____次指导记录

学生签名：　　　　　　　　指导老师签名：　　　　　　　　年　月　日

第_____次指导记录

学生签名：　　　　　　　　指导老师签名：　　　　　　　　年　月　日

第_____次指导记录

学生签名：　　　　　　　　指导老师签名：　　　　　　　　年　月　日

本科毕业论文(设计)中期检查表

学　院		专　业	
姓　名		学　号	
指导老师		职　称	
合作老师		职　称	
论文题目			

论文计划完成时间	年　　月　　日

一、现阶段任务落实情况和成效

二、后续工作计划、目标和途径

三、指导老师意见

　　如：

　　该学生完成毕业论文设计工作态度严谨认真,能实事求是,具有扎实的理论基础和较强的科研技能,按计划较好地完成了前期毕业设计任务。

指导老师签名：　　　　　　　年　　月　　日

本科毕业论文（设计）答辩资格审查表

学　院		专　业	
姓　名		学　号	
指导老师		职　称	
合作老师		职　称	
论文题目			
规范检查	毕业论文（设计）完成情况		
	开题报告		
	文献综述（3000字以上）		
	外文翻译（每篇2000字以上）		
	中、外文摘要		
	参考文献（10篇以上）		

指导老师意见（说明论文及相关材料完成情况，是否可进行答辩）：

　　如：该论文立论正确、设计合理、数据充分、条理清楚，具有一定的科学意义及实用性，结论真实、可靠，并能按计划完成。实验执行过程态度严谨，理论基础扎实，表现优秀，且有一定的科研能力与潜能，推荐进行答辩。

指导老师签名：

年　　月　　日

本科毕业论文(设计)答辩记录

学　院		专　业	
姓　名		学　号	
指导老师		职　称	
合作老师		职　称	
论文题目			
答辩组成员			
组　长		职　称	
成　员		职　称	
成　员		职　称	
成　员		职　称	
成　员		职　称	
答辩秘书		职　称	
答辩时间	年　　月　　日　　时　　分—　　时　　分		

陈述、提问及回答情况记录:

答辩秘书签名:

年　　月　　日

本科毕业论文(设计)成绩评定书

姓　名			专　业		
学　号			指导老师		
论文题目					

是否有成果(或实物作品)									
指标 分值	选题 (5分)	教师 指导 (10分)	文献 综述 (10分)	外文 翻译 (10分)	学术水 平与动 手能力 (25分)	基本理论 与技能的 应用 (20分)	文字表 述与图 表质量 (10分)	规范 要求 (10分)	总分 (100分)
指导老师									
评阅老师									
答辩小组									

指导老 师评审 意见	评语: 　　如:选题合理,文献综述切题, 可以反映课题发展现状以及趋势, 外文翻译准确。学生对课题理解深 入全面,动手能力强,能够理论联系 实际,并且较好地应用在实际中。 论文撰写规范合理,是一篇较优秀 的毕业论文。 　　　　指导老师(签名)_____ 　　　　　　　年　　月　　日	评阅老 师评审 意见	评语: 　　如:立论准确,数据充分;结论清晰, 条理分别;该研究具有良好的研究意义; 经评阅,同意该论文参与毕业论文答辩。 　　　　评阅老师(签名)_____ 　　　　　　　年　　月　　日

学院答 辩小组 意见	评语: 　　如:该论文数据充分、讨论和结论具有良好科学价值,答辩时条理清楚,问题回答流利, 经答辩小组讨论决定,该篇毕业论文通过答辩。 　　　　　　　　　　　答辩小组组长(签名)_____ 　　　　　　　　　　　　　　年　　月　　日

学院论 文工作 领导小 组意见	综合成绩:_____　　等级:_____ 论文工作领导小组组长(签名):_____　　　　　　年　　月　　日

备注:1. 综合成绩 = 指导老师成绩 × 10% + 评阅老师成绩 × 30% + 答辩小组成绩 × 60%。

2. 综合成绩分数换算成"优秀、良好、中等、及格、不及格"五级制(优秀:$100 \geq X \geq 90$;良好:$90 > X \geq 80$;中等: $80 > X \geq 70$;及格:$70 > X \geq 60$;不及格:$X < 60$),按等级来填写。

3. 综合成绩由答辩小组确定,等级一栏,由学院盖章确定。

本科毕业论文(设计)作品(实物)验收表

学　院		专　业	
姓　名		学　号	
指导老师		职　称	
合作老师		职　称	
论文题目			
实物名称			

一、作品(实物)说明

二、支撑材料(测试报告及作品照片等)

三、指导老师评语

指导老师签名:　　　　　　　验收人签名:　　　　　　　　　　年　　月　　日